LA FIBROMYALGIE

Dans la même collection :

- *La sclérose en plaques*
- *Les acouphènes*
- *Le psoriasis*
- *La DMLA - Le glaucome*
- *La maladie de Crohn*
- *Le syndrome de Gilles DE la Tourette*
- *Les épilepsies*

En préparation :

- *L'hémophilie*
- *Les migraines*
- *La sclérodermie*

ISBN : 978-2-7163-1328-5

Farah Voss
avec l'aimable collaboration du Dr Lemaître

La fibromyalgie

Questions-Réponses

15 témoignages

Fiche pratique

Éditions du Dauphin
43-45 rue de la Tombe-Issoire
75014 PARIS

Sommaire

La fibromyalgie

Présentation de la maladie

Qu'est-ce que la fibromyalgie ?

C'est une maladie chronique caractérisée par des douleurs musculaires et une grande fatigue. Son nom est issu des racines gréco-latines désignant les tendons et les ligaments (*fibra*), les muscles (*mus*) et la douleur (*algos*). Elle fait partie des syndromes douloureux chroniques. Elle n'est pas une maladie inflammatoire. Aucune lésion n'est détectée, qui pourrait être à l'origine des douleurs ressenties.

La fibromyalgie a été décrite aux États-Unis d'Amérique au début du XXe siècle. Sa reconnaissance officielle par l'Organisation mondiale de la santé (OMS) date de 1992. En France, des médecins ont commencé à parler de cette maladie il y a une vingtaine d'années seulement. Elle est classée parmi les maladies orphelines et elle figure au programme de l'enseignement de deuxième année dans les écoles de médecine depuis septembre 2004. Or, la fibromyalgie n'est pas reconnue comme maladie chronique invalidante par le ministère de la Santé : elle n'apparaît pas dans la liste des maladies donnant droit à une prise en

charge à 100 % par la Sécurité sociale. Cette absence de statut implique, en France, l'impossibilité d'une prise en charge lorsque l'état du patient nécessite un arrêt partiel ou total définitif de son travail. Il n'existe pas, à ce jour, de traitement curatif qui permettent de guérir de la maladie.
C'est une maladie grave en cela qu'elle peut être invalidante et d'autant plus déprimante en fonction des difficultés du malade à la vivre (non reconnaissance de la maladie, inexistence de traitement curatif, solitude, perte d'emploi ou inactivité, tracas financiers, etc.).

Quels en sont les symptômes ?

La douleur est la principale expression de la maladie. Localisée au niveau de l'insertion des muscles, ligaments et tendons, elle peut se généraliser sous diverses formes : douleur à la pression, sensation de brûlure, de froid, décharges électriques, fourmillements, picotements, engourdissements, démangeaisons, courbatures, etc. Ces douleurs sont souvent ressenties dans les parties du corps les plus sollicitées. Les douleurs peuvent concerner la tête : douleurs temporo-mandibulaires (tempes et mâchoires), maux de tête (céphalées de tension, etc.).
Une fatigue d'intensité variable, d'un patient à l'autre et chez la même personne, est presque toujours ressentie. Elle va de la lassitude à l'épuisement. Elle peut se manifester par des " coups de barre " passagers. Cette fatigue peut entraver les tâches du quotidien et l'activité professionnelle.
Les troubles du sommeil déterminent en partie cette fatigue. Le sommeil du malade n'est pas réparateur, il est entrecoupé de nombreuses phases d'éveil, il est agité avec des mouvements périodiques du corps et/ou un syndrome de jambes sans repos. Au réveil, une sensation de raideur du corps est éprouvée.

Un dysfonctionnement du système nerveux autonome peut s'exprimer par des signes tels que : des palpitations, une tachycardie, une hypersudation, une sécheresse de la bouche, des vertiges...

Des troubles digestifs (diarrhées, constipation, nausées, ballonnements) et urinaires peuvent aussi être présents.

Des troubles de la mémoire avec des difficultés de concentration sont également signalés.

Certains nerfs périphériques dans leurs canaux (canal carpien...) peuvent, encore, faire souffrir le malade sans qu'une cause mécanique soit avérée.

Ces douleurs et ces troubles associés semblent, par ailleurs, accentués, chez certains malades, par les changements météorologiques, le froid, l'agacement, le moindre effort physique.

Comment est-elle diagnostiquée ?

La médecine ne dispose pas de marqueur biologique ou radiologique pour mettre en rapport la maladie avec une anomalie. L'état fibromyalgique est défini lorsque la personne souffre de douleurs diffuses évoluant depuis plus de trois mois, associées à des douleurs perçues à la pression sur un certain nombre de points caractéristiques de part et d'autre de la ceinture et des deux côtés du corps. Certains signes, communs à d'autres maladies, requièrent des examens médicaux visant à éliminer la possibilité d'un autre diagnostic.

Le médecin teste 18 points en exerçant une pression modérée (d'environ 4 kg/cm^2) avec le doigt. Ces points sont symétriques (points du coude droit et du coude gauche, par exemple). Ils se situent sur la face antérieure du corps (cou, 2e côte, coude, hanche, genou) et sur sa face postérieure (occiput à la base du crâne, épaule, omoplate, bassin). Si au moins 11 de ces points sont douloureux, le test est positif.

Quelle en est la cause ?

La cause réelle de l'expérience douloureuse des malades fibromyalgiques n'a pas encore été déterminée. Un des mécanismes évoqués serait un dysfonctionnement du système nerveux central avec un excès de perception et de transmission de la douleur, dû à une quantité insuffisante de neurotransmetteurs chargés de diminuer la douleur. La quantité de sérotonine, par exemple, dans le sang et le liquide céphalo-rachidien des fibromyalgiques est réduite par rapport à la normale.

Le déclenchement de la maladie pourrait s'effectuer sous l'influence d'un choc physique, émotionnel, d'une infection virale, d'une infection négligée... Chez certains malades, en effet, l'apparition des symptômes paraît coïncider avec des événements traumatisants de ce type.

Nombre de médecins s'accordent à voir dans la fibromyalgie la possibilité d'une anomalie au sein des échanges musculaires : un manque d'irrigation sanguine, un apport d'oxygène insuffisant, qui entraînerait fatigues et faiblesses des membres.

En raison de son aspect déconcertant et énigmatique, la fibromyalgie est encore considérée comme un syndrome d'origine psychosomatique par certains médecins qui refusent d'y voir une vraie maladie. Elle ne serait, selon eux, que l'expression d'une souffrance psychique par des symptômes corporels.

Combien de personnes en souffrent ?

La fibromyalgie semble concerner les femmes en grande majorité : 80 % des malades atteints sont des femmes, 20 % sont des hommes. Selon les pays, de 2 à 5 % de la population en souffre. La France compte quelques milliers de malades.

La maladie se déclare, en général, chez des sujets âgés de 30 à 50 ans. Mais elle se manifeste également chez de très jeunes personnes, voire des enfants. Elle peut, assez rarement, apparaître chez des sujets de plus 65 ans.

Quels sont les traitements proposés ?

Aucun médicament n'a été, jusqu'à aujourd'hui, développé spécifiquement pour la fibromyalgie. Cependant, on prescrit des antalgiques (paracétamol, morphiniques, morphine pure, patchs anesthésiants...) pour limiter la douleur, des antidépresseurs à faible dose pour améliorer le sommeil et l'humeur, des myorelaxants qui détendent les muscles (décontracturants musculaires, anti-épileptiques). De la cortisone ainsi que des médicaments soignant les rhumatismes peuvent avoir un effet positif. Les traitements médicamenteux ont plus ou moins d'efficacité en fonction des malades. Parfois, leur effet est nul.

D'autres thérapies peuvent être mises en œuvre et combinées pour améliorer la condition du malade : acupuncture (pour les contractures musculaires), ostéopathie fonctionnelle, mésothérapie (injection de médicaments), thérapie au froid, thérapie de chaleur (banc de sable ou cabine à infrarouge), drainages lymphatiques, kinésithérapie (massages légers, relaxation neuro-musculaire, balnéothérapie, physiothérapie). Certains services hospitaliers, des centres de la douleur chronique ou des programmes de " mieux-être " gérés par des associations de malades, peuvent offrir une palette de thérapies pour des résultats optimaux.

La neurostimulation par stimulateur électrique ou TENS (un petit appareil relié à des électrodes autocollantes à placer au point douloureux ou sur le trajet d'un nerf douloureux), émet des décharges électriques qui empêchent l'activité du nerf vecteur de la douleur. Prescrits par un médecin, ces stimulateurs sont remboursés par la Sécurité sociale.

L'homéopathie et la phytothérapie sont aussi pratiquées pour soigner la maladie.

Des thérapies non conventionnelles sont conseillées : sophrologie (technique de détente), hypnose ericksonnienne, Qi Qong*, art-thérapie. Elles ne sont pas prises en charge par la Sécurité sociale.

Toutes les activités qui améliorent la forme physique – marche, natation, aérobic... – permettent d'amoindrir les raideurs et d'apaiser les douleurs.

Que faire d'autre pour se sentir mieux ?

Le maître mot serait : se reposer régulièrement, mais ne pas rester immobile, afin de conserver de la souplesse et entretenir son potentiel musculaire. Un minimum d'exercices physiques est salutaire. Le malade doit aussi apprendre à doser ses efforts en les répartissant dans la journée. Il est important qu'il s'oppose à l'installation de la douleur. Pour cela, il lui est nécessaire de se faire entendre et d'être compris par son médecin et son environnement social.

---

* Qi Qong : c'est une médecine chinoise très ancienne qui intervient sur le stress par une forme de relaxation en mouvement, avec par exemple l'auto-massage, au quotidien, des points d'acupuncture. Elle vise à rééquilibrer l'énergie vitale qu'on porte en soi.

Certains médecins recommandent une alimentation saine et conseillent d'éviter, par exemple, les aliments acides.
Un soutien psychologique par un psychothérapeute (psychiatre ou psychologue) est presque obligatoire, en situation de maladie chronique lorsque la douleur, intense, dure et épuise le corps et le système nerveux, faisant souvent sombrer le malade dans la dépression.

La recherche s'intéresse-t-elle à la fibromyalgie ?
Oui, mais surtout outre-Atlantique, aux U.S.A. notamment. En Europe, à l'exception de l'Allemagne et du Royaume-Uni de Grande-Bretagne, le monde de la recherche reste extrêmement hésitant en matière de fibromyalgie. Quand elle existe, la recherche dans ce domaine s'intéresse à la présence ou à l'absence, au taux de présence de certaines substances dans la musculature des personnes fibromyalgiques ; à la circulation sanguine amoindrie dans la zone des points sensibles ; à la présence, dans le liquide céphalo-rachidien des malades, de substances en quantité supérieure à la " normale ". Des chercheurs étudient les taux d'anticorps chez les fibromyalgiques. D'autres prospectent le champ de la génétique.

Fiche établie avec l'aimable collaboration du Docteur René Lemaître, rhumatologue, et de Michèle Judic, présidente de l'U.F.D.C.M.

Françoise, 52 ans, Morbihan
Professeur de piano

Quand votre fibromyalgie a-t-elle été diagnostiquée ?
Le diagnostic date d'il y a cinq ans et demi. Mais cette fibromyalgie a dû commencer lorsque j'avais 17 ans. J'ai eu des tracas hépatiques, à cette époque, problèmes qu'on retrouve souvent chez les fibromyalgiques. J'avais des douleurs aux ligaments, il ne fallait pas que je coure.

Que disait le médecin, quand vous étiez plus jeune ?
Il assurait que ces douleurs étaient psychosomatiques. La maladie, dans ma jeunesse, était incomprise et non reconnue.

Les douleurs ont-elles évolué, depuis vos 17 ans ?
Oui, elles se sont aggravées au fil de la vie, au gré des chocs physiques, des maladies, de la fatigue. En 1985, après mon deuxième accouchement, j'ai ressenti une fatigue immense accompagnée de douleurs plus vives encore. En 1993, je ne pouvais plus marcher, j'étaïs en pleine crise ; le médecin pensait que tout cela, c'était dans ma tête ! En mai 2000, j'ai eu un zona. À partir de là, tout s'est dégradé très, très vite.

Qui a prononcé le mot " fibromyalgie " pour la première fois ?

En septembre 2000, j'ai changé de médecin. Je suis allée chez un généraliste qui faisait de la sophrologie. Il m'avait été recommandé par une copine. À ma deuxième consultation, il m'a parlé de la fibromyalgie. Il a appuyé sur les points sensibles et j'avais, en effet, particulièrement mal. La maladie a été ensuite confirmée au Centre antidouleur de l'hôpital de Vannes, et aussi par deux rhumatologues que j'avais consultés.

Quels traitements vous ont été prescrits ?

Des patches anesthésiants. Depuis 2005, je suis suivie par un médecin nutritionniste. Je dois laisser de côté les produits laitiers, car trop acides. Comme j'avais un manque énorme en oligo-éléments et en vitamines, je prends des produits homéopathiques, des compléments alimentaires.

Ma roue de secours, c'est un stimulateur électrique (TENS) : quand j'ai vraiment trop mal, je place une électrode là où la douleur est vive.

Je vais également, toutes les trois semaines, chez un acupuncteur, et un ostéopathe me suit également. Je fais aussi de la mésothérapie chez un médecin généraliste qui m'injecte un anti-inflammatoire myorelaxant.

Je crois que j'ai tout essayé. En ce moment, j'ai une grosse crise, alors, je ne dois vraiment pas faire d'écart alimentaire : si, par exemple, je prenais du fromage en fin de repas, j'aurais très, très mal. Aujourd'hui, tout le corps est enflammé. Je n'ai pas d'autre recours que prendre des morphiniques et utiliser mon stimulateur électrique. C'est ce qui me soulage le mieux.

Êtes-vous toujours, professionnellement, en activité ?
J'ai dû arrêter de donner des cours de piano, il y a trois ans. Maintenant, je ne peux plus jouer du tout.

Quel est l'impact de la maladie sur votre quotidien ?
Je ne peux plus faire d'effort physique intense. Je ne peux plus me permettre de me coucher tard. Je ne peux plus manger ce que je voudrais. Je ne peux plus m'occuper de mon repassage.
Le chant occupait une grande place dans ma vie – je chantais dans des comédies musicales. Aujourd'hui, je suis en manque ! Mais je m'oblige à me lever le matin, c'est important.

Comment votre entourage familial a-t-il réagi à votre maladie ?
Mes enfants m'ont toujours connue malade. À la maison, tout le monde a dû se prendre un peu plus en charge. Ma fille s'occupe du ménage. Mon mari se charge du service, à table, car je ne peux même pas soulever une carafe d'eau ! Pour ce qui est de la cuisine, parfois je suis incapable d'éplucher les légumes, de couper le pain : ce sont pourtant des gestes simples, mais qui deviennent insurmontables. En raison de mon état, nos loisirs sont restreints, de même que nos voyages en auto.
Quand la douleur est trop vive, mon entourage ne comprend pas. Je finis donc par ne plus parler de mes douleurs. Je me tais, je reste souriante, je maquille la situation. Je ne parle plus de la souffrance endurée, par lassitude.

Avez-vous une aide à domicile ?
Jusqu'aux 14 ans de ma fille, j'ai eu droit à une aide ménagère. Ce fut terminé ensuite. J'ai déposé des dossiers auprès de la Cotorep*, mais seule une invalidité intermédiaire (50-79 %) a été reconnue, ce qui ne me donne droit à rien. J'ai déposé un recours en 2002, qui est resté sans réponse jusqu'à ce jour. J'aimerais une reconnaissance d'invalidité à 80 %, car je pourrais alors bénéficier d'une aide ménagère et garer ma voiture sur les emplacements réservés aux personnes handicapées. Avec ma reconnaissance de personne handicapée ne pouvant pas travailler, je possède juste une carte verte de station debout pénible.

En faites-vous usage ?
Oui, si je suis seule. Elle me donne le droit, sur présentation, de passer à la caisse spéciale pour les personnes handicapées, au supermarché. Mais mon mari ne veut jamais passer à cette caisse, parce qu'il faut présenter la carte et qu'il trouve cela humiliant peut-être. Ca le complexe.
Dans les administrations ou à la poste, si je veux éviter de faire la queue, je dois montrer la carte à toutes les personnes qui sont devant moi. Beaucoup de gens grognent ou froncent les sourcils quand je m'excuse auprès d'eux, carte en main, pour passer au plus vite. Plusieurs fois, je leur ai dit : " Si vous le voulez, je vous donne la carte et tout ce qui va avec ! "

---

* Les Maisons départementales des personnes handicapées ont succédé aux anciennes Cotorep. Leur mission reste inchangée.

Qu'aimeriez-vous faire que la maladie ne vous permet pas ?

En ce moment, je suis passionnée par la musique espagnole. J'en écoute beaucoup et j'ai une envie terrible de danser le flamenco, or, je sais que cela m'est impossible !

Tout doit être organisé en fonction de l'effort, si petit soit-il, que je dois fournir dans la journée : si je prévois d'assister à une réunion pour l'association de malades dont je suis membre, par exemple, je ne dois rien faire d'autre dans la journée, je dois me reposer avant la réunion et après. C'est pareil si je veux aller chez le médecin ou si je veux me rendre à un concert.

J'aimais le tricot, j'ai dû arrêter. J'aimais la broderie, j'en fais encore, mais un tout, tout petit peu. J'aimais jardiner, je ne peux plus. J'écoute de la musique et je lis – mais mes yeux se fatiguent vite.

Quels sentiments la maladie génère-t-elle en vous ?

J'ai des moments de grande révolte : je serais prête à défoncer toutes les portes afin de faire entendre notre voix de fibromyalgiques et de faire reconnaître la maladie par notre ministère de la Santé.

Lorsque la douleur est intense, j'ai envie de mourir pour ne plus la supporter. Mais j'ai aussi une volonté d'acier : j'ai été très active et je me refuse à une vie végétative, je veux m'en sortir. La plupart des fibromyalgiques sont des personnes extrêmement volontaires. C'est important pour tenir, car la maladie est très difficile à vivre au quotidien.

Avez-vous souhaité un soutien psychologique ?

Oui. J'avais besoin d'une aide psychologique pour m'accepter telle que je suis devenue et pour continuer à vivre. Un médecin psychiatre me suit depuis un an et demi.

Les médecins vous ont-ils bien expliqué ce dont vous souffrez ?

Non. Ils diagnostiquent, mais ils se sentent désarmés face à cette maladie. Ils ne procurent aucun renseignement. Je me suis beaucoup documenté par moi-même, et ailleurs qu'en Europe où, à l'exception de l'Espagne, peu de choses sont faites. Ce n'est pas le cas du Canada et des États-Unis d'Amérique où la recherche est stimulée et la reconnaissance de la maladie bien plus grande, en dépit de l'absence de traitement curatif. L'Europe est très en retard sur ce terrain.

Quel influence la maladie a-t-elle eu sur votre vie sociale ?

Les amis ont disparu les uns après les autres ! On me disait : " Ce n'est pas marrant, avec toi, on ne peut rien faire ! " Ou bien, on me demandait avec agacement : " Tu peux marcher combien de temps ? " Peu à peu, le vide s'est fait. Seuls sont restés les amis authentiques, mais ils furent bien peu. Ce fut un constat douloureux. Nos sorties sont restreintes, et pourtant, je voudrais recevoir à la maison, être reçue, faire la fête. Cette tristesse même a un impact sur la maladie, parce que tout choc émotionnel, toute contrariété, tout état dépressif, aggrave la maladie : le fait de se contacter encore plus accentue la douleur, que c'en est à peine vivable !

Conçoit-on, dans ces moments-là, un désir de mort ?

Oui. Le sujet est tabou : certes, on ne meurt pas directement de la fibromyalgie, mais indirectement, oui, on peut en mourir. Des gens se suicident parce que la douleur est insupportable et la solitude trop grande. Il y a des moments où même la morphine est inefficace contre la douleur ressentie.

☑ VOTRE MESSAGE

Il ne faut jamais perdre espoir. Un jour, cette maladie sera reconnue. En attendant, il ne faut pas supporter seul sa maladie, il ne faut pas rester seul chez soi, il faut se mettre en relation avec d'autres malades.

Il ne faut pas attendre le médicament " miracle ", car il n'existe pas actuellement. Il faut néanmoins tout essayer.

Au malade de se prendre en charge : à lui de voir ce qui le soulage le mieux. Je pense qu'il y a moyen de soulager en mettant en œuvre plusieurs techniques. Il ne faut pas compter uniquement sur les médicaments.

Plus la maladie est détectée vite, mieux elle se soigne avec peu de médicaments. Quand la maladie est installée, le corps a gardé la mémoire de la douleur depuis un temps si long qu'il est plus difficile de l'en soulager.

Aux personnes non malades, je dirais qu'elles doivent réaliser combien elles ont de la chance de ne pas souffrir, de pouvoir travailler, marcher… Souvent, ce sont elles qui se plaignent finalement beaucoup. Nous, malades, nous ne voulons pas qu'on nous plaigne, nous voulons simplement être compris, nous voulons que notre souffrance soit reconnue, nous voulons être écoutés. Car, nous avons le droit de vivre, nous aussi, d'avoir des amis et d'être respectés.

Vous qui avez la chance de ne pas être malades, ne nous abandonnez pas ! Ne nous laissez pas de côté parce que nous sommes malades !

Agnès, 26 ans, Charente-Maritime
Auxiliaire de vie scolaire

Quand votre fibromyalgie a-t-elle été diagnostiquée ?
C'était en juin 2005, par un rhumatologue de Rochefort-sur-Mer.

Avez-vous consulté plusieurs médecins avant le diagnostic ?
J'ai consulté mon généraliste à maintes reprises. Il s'est montré très compréhensif et à mon écoute. Il m'a envoyée vers un premier rhumatologue, qui m'a vaguement parlé de fibromyalgie après avoir fait de nombreux examens, sans m'expliquer de quoi il s'agissait. Il me disait que l'on pouvait très bien vivre avec cela. Ensuite, une amie fibromyalgique m'a orientée vers le rhumatologue qui avait diagnostiqué sa fibromyalgie. Il m'a fait le test des 18 points douloureux sur le corps et a ainsi confirmé ce que je suspectais. Il me dit que, puisque j'avais un désir d'enfant, il ne pouvait me prescrire aucun traitement, et que je devais vivre comme si je n'avais rien.
Depuis, je suis suivie par un médecin de médecine interne à Bordeaux.

Depuis quand exactement ressentez-vous ces douleurs ?
Depuis l'enfance, j'ai des douleurs dans les genoux, le ventre, le dos. Pratiquant beaucoup l'équitation, j'ai pensé longtemps que les deux choses étaient liées. Ca n'était pas vraiment gênant, même si j'étais souvent fatiguée.
Mais, en décembre 2004, j'ai commencé à ressentir des douleurs dans tout le corps, à être très fatiguée, et à cumuler les arrêts maladie.

Pouvez-vous décrire ce que vous ressentez ?
Lorsque je me lève le matin, je me sens à peu près comme si un camion m'était passé dessus : j'ai mal partout, je suis déjà épuisée avant de commencer la journée, à cause du syndrome de fatigue chronique et du sommeil non réparateur. Certain jour, je peux faire les choses presque normalement - je suis quelqu'un de très actif depuis toujours. D'autres jours, je souffre de tout mon corps en même temps, ou encore les douleurs sont localisées, dans les bras, ou les jambes, la nuque, les mains. Ces douleurs sont parfois très violentes, presque intolérables. Elles sont extrêmement difficiles à décrire, cela ressemble parfois à des coups de marteau, parfois à des picotements de milliers d'aiguilles, parfois à des brûlures. Elles peuvent venir après un effort ou sans raison particulière. J'ai des maux de tête violents, parfois une hypersensibilité à la lumière ou au bruit, une fatigue musculaire constante, des problèmes de digestion, des nausées. La station debout m'est extrêmement pénible et douloureuse. J'ai un " thermomètre " interne totalement déréglé : il m'est arrivé, par trente degrés en plein été, de dormir avec un pyjama et deux couettes et de grelotter de froid quand même.

J'ai également des cycles menstruels complètement perturbés et de fréquentes infections au niveau des parties intimes.

Les douleurs sont-elles plus intenses à certaines périodes, dans certaines conditions ?

Oui, elles sont plus intenses en hiver à cause du froid qui fait se contracter les muscles, et en cas d'efforts musculaires (marcher longtemps ou simplement porter des chaussures à talons…). Elles augmentent parfois avec les émotions, le stress, la contrariété, tout ce qui provoque une contraction des muscles, toute demande d'effort musculaire. Sur le moment, on se sent capable de fournir l'effort, mais on le paie le lendemain ou le soir.

Quels traitements avez-vous suivis ?

Je n'en ai suivi aucun parce que je voudrais avoir un enfant. J'ai testé l'homéopathie et l'ostéopathie, sans résultat.

Votre maladie vous déprime-t-elle ?

De nature optimiste, je fais mon possible pour oublier la souffrance et la restriction des activités, la plupart du temps. Néanmoins, il y a des moments difficiles, lorsque je ne peux m'habiller seule ou faire tout ce que je faisais avant, ou encore lorsque les douleurs et l'incessante fatigue m'épuisent, il m'arrive de craquer. Quand on a 26 ans, il n'est pas toujours facile d'accepter que l'on n'arrive pas à enfiler ses chaussettes, qu'on peine à se maquiller ou à se coiffer parce que le bras devient douloureux, qu'on ne peut pas porter toutes les chaussures qui nous plaisent parce

qu'elles nous fatigueraient pour la marche, qu'on a des difficultés à avoir des relations sexuelles sans souffrir, qu'on doit surveiller toute notre alimentation.
Et puis, quand vous êtes de sortie, il y a les gens qui vous demandent pourquoi vous marchez bizarrement, si vous vous êtes fait mal. On doit renoncer à aller danser en boîte de nuit, etc. Dans ces moments-là, le moral descend à vitesse grand V, et puis ça passe, parce que, de toutes façons, on n'a pas le choix. À 26 ans, je ne vais pas commencer à m'enfermer chez moi et à déprimer, j'aime trop la vie !
Les médecins doivent prendre en compte l'aspect psychologique de la maladie : le deuil que nous avons à faire de notre ancien corps, la fatigue psychique des nuits sans sommeil ou des douleurs violentes et constantes. Imaginez-vous avoir la grippe toute votre vie ? Qui pourrait tenir le coup moralement ? Et il y a aussi la honte que nous pouvons ressentir lors d'un repas entre amis, quand nous sommes incapable de découper notre viande, etc.

Parlez-vous de votre maladie autour de vous ?

Oui, j'en parle. J'ai la chance d'avoir des amis et des proches très compréhensifs, qui ont conscience de mes difficultés et s'adaptent à moi, m'aident lorsque je ne peux faire les choses, ou encore dédramatisent par l'humour lorsque je n'arrive pas à les suivre en marchant. Cela m'aide énormément. Mes proches se tiennent informés de mon état et de mes fréquentes consultations. Je leur suis très reconnaissante, pour leur présence, leur écoute et leur aide, pour l'énergie incroyable qu'ils me procurent chaque jour. Mon mari m'aide énormément. Il est attentif à mes besoins, il est présent dans les moments joyeux comme dans les moments difficiles, son soutien et son amour sont une aide précieuse. Il est mon tout, il est ma force, je l'aime tellement pour cela aussi.

Vous sentez-vous comprise par votre entourage ?

Oui, complètement. C'est même moi qui suis parfois obligée de dire que je suis capable de faire les choses, car mon entourage a pris l'habitude de me seconder énormément ; donc, les jours où je peux, je le dis, les jours où je ne peux pas, ma famille et mes amis lisent dans mon regard et m'aident sans que j'aie à le demander. J'ai de la chance. La maladie est assez difficile à vivre comme cela, alors je plains beaucoup ceux et celles qui doivent, en plus, tâcher de convaincre les autres qu'ils, qu'elles souffrent réellement. En ce qui me concerne, j'envoie au diable ceux qui ne me croient pas.

Certains proches peuvent refuser d'admettre la maladie, parce qu'elle les fait souffrir, eux aussi. Mais lorsqu'on vit avec un ou une fibromyalgique, il est impossible de ne pas voir au quotidien que les moindres gestes sont parfois des épreuves.

Ressentez-vous le besoin d'un soutien psychologique ?

Non, je suis suffisamment bien entourée pour le moment pour m'en passer. Mais je ne dis pas que je n'en aurai jamais besoin.

Êtes-vous membre d'une association de malades ?

Oui, et je fais également partie d'un groupe de discussion sur Internet.

Quel est l'impact de cette fibromyalgie sur votre vie privée ?

Il est difficile de voir la personne que l'on aime souffrir, mon mari l'a exprimé de cette façon. Il y a parfois eu des moments difficiles entre nous, lorsque je lui reprochais de ne pas voir les moments où j'avais besoin d'aide alors qu'il faisait ce qu'il pouvait. C'était à moi de comprendre qu'il lui fallait du temps pour apprendre. Malheureusement, notre maladie joue sur notre humeur et notre patience, et nous en voulons parfois à la terre entière. Mais, dans l'ensemble, la maladie nous a rapprochés, mon mari et moi.

Sur le plan sexuel, c'est difficile aussi. Difficile de refuser les câlins parce qu'on est épuisé. Serrer les dents tout au long du rapport, parce que l'on n'ose pas dire : " Pas comme ça, ça fait mal, j'ai mal au dos, j'ai mal aux genoux... " Il faut avoir un compagnon très tolérant.

De plus, il faut ravaler sa fierté quand on est incapable de se déshabiller ou de se laver seul et que le conjoint est obligé de le faire. C'est très humiliant, mais ça ressert les liens.

Quel est l'impact de la maladie sur votre vie professionnelle ?

Il est très difficile d'aller travailler, parfois, lorsqu'on se lève déjà épuisé et avec des douleurs partout. Les gens ne comprennent pas toujours pourquoi on peut travailler un jour et pas le lendemain. J'ai un diplôme qui me permet de travailler dans le secteur médico-social et d'avoir un meilleur salaire ; néanmoins, travailler pour l'Éducation nationale me donne un certain confort en termes de temps de travail, car travailler huit heures par jour m'est impossible. Je passe ma pause de midi à dormir, sans quoi je serai trop épuisée pour assurer mon travail l'après midi.

Je travaille avec des enfants en difficultés, il faut parfois les porter, les accompagner dans les activités motrices, etc. C'est parfois difficile, mais je serais bien incapable de faire autre chose, j'aime mon métier.

Quel est l'impact sur votre vie sociale ?

Il n'y a pas trop de répercutions car j'ai un entourage compréhensif. Cependant, la maladie limite mes activités. Je suis encore jeune et il est difficile de ne pas pouvoir suivre les amis partout, au bowling, à la patinoire, ce sont des choses impossibles. Pour le shopping, j'ai peur que mes amies se lassent vite de mon rythme trop lent. Mais je ne suis pas du genre à rester chez moi, donc, même si je sais que j'en fais souvent trop, je sors beaucoup et je vois beaucoup de monde. J'ai une vie sociale bien remplie. Lorsque mon corps est bloqué sur le canapé, ce sont les autres qui m'y rejoignent, formidable non ?

La fibromyalgie vous empêche-t-elle de faire des activités que vous aimeriez pratiquer ?

Oui. Je faisais beaucoup d'équitation, je rêve toujours de remonter à cheval, mais je me demande bien ou je prendrai la force musculaire pour tenir en selle !

Je suis également fan d'une artiste que je suis le plus possible, en concert, sur les plateaux télé, etc. Cela devient bien sûr difficile car, pour les concerts, l'attente est longue, il faut passer beaucoup de temps debout, et je ne peux donc plus suivre cette artiste autant qu'avant. Mais j'ai eu de la chance lors de sa dernière tournée : le concert était en places assises uniquement. Écouter cette chanteuse me procure une force gigantesque. Être privée d'un concert, c'est être privée d'une partie de ma vie.

Les activités qu'on peut faire, en revanche, ont plus de saveur, parce que plus rares. J'ai beaucoup de mal à refuser à mes petits neveux, lorsqu'ils me sollicitent pour jouer au foot. Il est difficile de leur expliquer pourquoi je ne peux pas, mais je le fais, et ils comprennent malgré leur jeune âge.

Vous êtes-vous documenté sur votre maladie ?
Je n'ai pas lu de livres, j'ai seulement demandé conseil à des médecins, et j'ai cherché des informations sur Internet en raison du manque de compréhension de certains professionnels. Je commence juste à accepter ma maladie : avant, je faisais comme si je n'avais rien.

Estimez-vous que les médecins vous ont bien expliqué ce dont vous souffrez ?
J'ai eu la chance de rencontrer, lors d'une conférence, un médecin de médecine interne spécialisé qui est président de l'association dont je fais partie. Il est très à l'écoute, explique bien les choses, fait faire des examens complets régulièrement, il est très compétent. J'estime que c'est une grande chance de l'avoir trouvé, toutefois il habite à une heure et demie de route de chez moi : je vais le voir tous les mois, ce qui est très fatigant.

Que faites-vous pour essayer " d'aller mieux " ?
J'essaie de " positiver ", de sortir de chez moi le plus possible, de prendre des temps de repos et de trouver mon rythme (même si j'ai beaucoup de mal car je suis très active). J'ai décidé d'aller aussi à la piscine et au Jacuzzi. Je m'offre des instants de détente chez mon esthéticienne, avec des soins

ou des massages, et surtout, surtout, je m'entoure des bonnes personnes, celles qui me font rire et qui m'aiment.
De plus, j'ai depuis quelque temps une façon nouvelle de m'alimenter, conseillée par le médecin qui me suit : il s'agit d'abord de supprimer totalement le sucre, entre autres.
Ma seconde thérapie, c'est cette artiste que j'ai déjà évoquée. Elle me redonne le sourire, sait exprimer à ma place, par ses mots, ce que je n'arrive pas à exprimer, comme si nos vies étaient entremêlées, comme si nos sentiments étaient les mêmes. Elle m'aide à retrouver la lumière lorsque je perds mon chemin. En sa présence, mes douleurs disparaissent presque, c'est magique. Sans elle, même si cela paraît difficile à comprendre, je n'en serais pas là où j'en suis aujourd'hui et j'aurais beaucoup plus de difficultés à vivre ma maladie. Cette artiste me donne le courage et l'envie de me battre.

Depuis que vous en souffrez, votre maladie a-t-elle évolué ?

Je souffre réellement de tout le corps depuis décembre 2004. Oui, il y a eu une progression. Certaines parties du corps, dont je ne souffrais pas auparavant, maintenant me font régulièrement mal. Je me fatigue plus vite, mais j'ai aussi un seuil de tolérance à la douleur qui n'est plus le même. Je suis habituée aux douleurs, donc je vis avec, même si c'est parfois difficile.
Il y a un an, certaines douleurs m'auraient obligée à rester alitée. Aujourd'hui, les mêmes douleurs ne m'empêchent pas de faire les choses. J'ai appris à vivre avec et j'ai découvert qu'effectivement, on s'habitue à tout.

Pensez-vous que votre maladie soit liée à un événement de votre vie ?
Non. Mon médecin dit qu'on ne peut pas savoir. Ma vie est et a toujours été relativement heureuse.

☑ **VOTRE MESSAGE**

Je souhaite dire aux autres malades fibromyalgiques qu'il ne faut surtout pas se laisser abattre, ni démoraliser par les nombreux médecins qui ne croient pas à notre maladie ou nous prennent pour des hypocondriaques. De plus en plus de médecins s'intéressent de près à cette maladie, il faut donc prendre le temps de bien choisir son médecin et garder espoir en la science qui trouvera peut-être bientôt des traitement adaptés.

Je dirai aussi qu'il ne faut pas se priver de faire des choses, même si l'on souffre après. Il faut profiter de la vie.

Il ne faut pas s'entêter à faire les choses seul(e) quand on ne peut pas les faire, et ne pas avoir honte de demander de l'aide.

Il faut aussi faire preuve de tolérance, et garder à l'esprit que les gens qui nous entourent ne ressentent pas nos douleurs, donc ils ont du mal à se faire une idée, ils ne peuvent pas deviner qu'une simple tape sur l'épaule peut nous faire souffrir pendant deux heures. Il faut prendre le temps de leur expliquer. Nous devons apprendre à être indulgent, malheureusement, l'expérience est une lanterne qui n'éclaire que celui qui la porte.

Je conseillerai également de ne jamais oublier de remercier quand quelqu'un vous aide. Ne faites pas comme si " cela allait de soi " parce que vous êtes fibromyalgiques !

À ceux qui ne sont pas touchés par la maladie, notamment aux proches, je voudrais dire merci parce qu'ils nous entourent, nous aident et font preuve de patience.

Je veux leur demander aussi de nous comprendre et ne pas nous reprocher de ne pas avoir le sourire certains jours ou d'être de mauvaise humeur. Qu'ils nous aident sans nous assister, qu'ils croient en nos douleurs, qu'ils fassent preuve d'empathie mais pas de pitié. Qu'ils ne prétendent pas agir comme si rien n'avait changé : il y a une différence et il ne faut pas la nier. Qu'ils rendent juste ce nouveau quotidien le plus agréable possible, et qu'ils n'hésitent pas à nous dire les choses telles qu'elles sont. Nous cacher des choses pour nous épargner ou toute forme de surprotection ne nous aide pas à nous battre.

Enfin, je veux leur dire que nous faire rire est le meilleur des remèdes. Qu'ils ne nous en veuillent pas lorsque nous annulons un rendez-vous au dernier moment, qu'ils n'hésitent pas à poser les questions qu'ils se posent. À notre entourage, je veux surtout dire qu'il continue à nous entourer d'amour comme il le fait, car l'amour est un remède.

Huguette, 44 ans, Vendée
Assistante maternelle

Quand votre fibromyalgie a-t-elle été diagnostiquée ?
En 2002. C'est un médecin généraliste qui remplaçait mon médecin habituel qui a mis le premier " le doigt dessus ". Il m'a orientée vers un médecin de la douleur qui a confirmé le diagnostic par les points. Mon médecin traitant disait, lui, que c'était le changement de saison et une baisse de moral, ou l'arthrose, qui me provoquaient ces douleurs ! Car les premiers symptômes remontent à mon adolescence, quand j'avais 17 ans ! Je faisais avec, ce n'était alors pas invalidant.

Que ressentiez-vous, à 17 ans ?
De la fatigue et des douleurs. La fatigue allait en zigzag, avec des hauts et des bas, et les douleurs de même. Elles étaient " piquantes ", en profondeur, mais elles ne duraient pas : après une semaine, parfois un mois, elles partaient. Dans un premier temps, j'ai eu mal à l'épaule droite, aux cervicales. Un certain temps après, ce furent plutôt les lombaires qui me firent souffrir. Cela a duré quelques années, jusqu'en 2001.

Que s'est-il alors passé ?
Au début de l'année, les douleurs sont devenues plus " larges ", elles ont pris plus de place dans mon corps, tout en étant toujours bien ciblées. Elles étaient beaucoup plus fortes qu'auparavant. À la fin de l'année 2001, elles s'étaient diffusées partout dans mon corps, un peu comme les lambeaux d'un ballon qui éclate.

Pensez-vous que cet éparpillement des douleurs ait été lié à une situation particulière ?
Le matin où mon " ballon " a éclaté, j'avais un rendez-vous pour une mammographie. Comme je suis une personne angoissée de nature et que j'étais toujours très " speed ", toujours à m'activer, j'étais vraiment inquiète à cause de ce qui pouvait se trouver là, dans ma poitrine, j'avais peur d'avoir un cancer. Juste avant de partir à l'examen, j'étais pliée en deux de douleur. Après la mammographie, j'ai su que tout était normal, pas de cancer. Cependant les douleurs que je ressentais dans le corps, elles, sont restées et se sont étendues.

Le médecin de la douleur vous a-t-il bien expliqué ce dont vous souffriez ?
Il m'a clairement expliqué que c'était une maladie que la médecine connaissait très peu et qu'il n'existait rien pour la guérir. Il m'a dit que la marche à suivre pour aller mieux, il me fallait la trouver moi-même. Je suis ressortie du cabinet comme ça, sans prescription.
Le médecin m'a néanmoins donné l'adresse d'une association de malades comme moi. J'ai adhéré à cette association, mais elle a fermé, il y a deux ans. Honnêtement,

je n'aurais peut-être pas pu continuer à payer mon adhésion : elle n'était pas si chère que cela, mais mes revenus s'étaient amoindris, du fait de la maladie et de l'arrêt de mon travail.

Vous ne travaillez plus du tout, aujourd'hui ?

J'ai dû arrêter totalement mon activité d'assistante maternelle. En 2001, au bout de six mois, on m'a mise en arrêt maladie. Il ne m'était plus possible de travailler avec ces douleurs et cette fatigue. Je souffre d'une fibromyalgie sévère : je ressens des douleurs nuit et jour. J'arrive à dormir, mais très mal, et mon sommeil est interrompu de nombreuses coupures et je fais souvent des cauchemars. Au réveil, la fatigue est toujours là, énorme.

D'autres cas de fibromyalgie sont-ils connus dans votre famille ?

Oui. La fibromyalgie s'est déclarée chez ma sœur aînée. Elle a pris, chez elle, une forme identique. Mais ma sœur marche mieux que moi. En effet, je marche sans trop souffrir une quinzaine de minutes sans aller trop loin dans la douleur, à condition de vraiment marcher et non de piétiner.

Ma fille, qui a 21 ans, souffre aussi de la même chose. Elle me ressemble à 18 ans, quand j'étais au même stade de la maladie. Le médecin qu'elle a vu, qui n'est pas mon docteur, lui a expliqué que ses douleurs et sa fatigue étaient dues à l'énervement du quotidien, pas à une quelconque fibromyalgie. Certains thérapeutes évoquent la génétique dans la maladie, d'autres nient son influence. Dans notre cas, il est troublant que ma fille reproduise mon propre état.

Quel a été l'impact de la maladie sur votre vie familiale ?

À la maison, beaucoup de choses ont changé : il y a plein de gestes que je ne fais plus. Le repassage, par exemple : je suis capable de repasser trois chemises et c'est tout. Après, il faut que j'aille m'allonger. Cela me prend une heure pour faire descendre la douleur à un niveau " correct ". Ensuite, j'essaie de faire quelque autre activité.

Je prépare à manger, mais je ne cuisine plus. Je veux dire qu'au quotidien, les repas sont simples. Ce n'est plus bœuf bourguignon, blanquette de veau, gâteaux et crèmes maison, etc., c'est devenu : un poulet ou un rôti glissé au four, avec des légumes en boîte de conserve tels que des haricots verts, des flageolets, ou alors des steaks avec des petits pois, des menus simples qui ne me demandent que très peu de temps à passer debout devant le fourneau.

Quant à la propreté des sols, je balaie une pièce par jour quand je peux et toujours avec des pauses. Le nettoyage à la serpillière, passer l'aspirateur, laver les carreaux, c'est terminé !

Comment votre famille a-t-elle réagi à votre maladie ?

Avant 2001, comme j'ai toujours été une personne qui n'écoute pas son corps, je faisais avec la maladie sans rien dire. Après, mon mari et mes enfants ont très bien compris ce qu'il se passait. J'ai eu la chance d'avoir beaucoup d'amour autour de moi, sinon je n'aurais jamais pu tenir. Mon mari m'a accompagnée partout, chez le thérapeute, à l'association.

Pour ce qui est des courses au supermarché, nous les faisons le jour de repos de mon mari. Je m'occupe des fruits, des légumes et de la viande, ensuite je vais m'asseoir

dans un fauteuil de la galerie marchande et j'attends que mon mari termine les courses.
En ce qui concerne le linge, je le mets à laver et c'est mon mari qui l'étend. Je repasse à très petites doses, mon mari repasse aussi. C'est aussi lui qui balaie, débarrasse la table.
Quand j'ai des rendez-vous chez le thérapeute à des horaires où mon mari travaille, il s'arrange pour se libérer à ce moment-là afin de m'accompagner. J'ai vraiment beaucoup de chance !

La maladie pèse-t-elle néanmoins sur votre couple ?
Parfois, ça déraille, oui, parce que la maladie pèse sur nous deux. Il nous arrive d'avoir de petites disputes. Mais nous essayons de maintenir un équilibre. Si les sorties du dimanche sont très limitées – quinze minutes de marche en forêt ou sur le bord de la mer –, nous n'hésitons pas à partir en vacances quand nous pouvons. Mon mari aime partir en vacances, c'est vital pour lui. Alors, nous nous débrouillons. Nous prévoyons donc longtemps à l'avance le déplacement avec tout le nécessaire, les coussins, le transat. En voiture, je tiens assise un maximum de trente minutes. Je voyage donc surtout à l'arrière, en position allongée. Quand nous avons six heures de route, nous faisons le chemin en deux jours avec une nuit à l'hôtel. J'arrive exténuée à destination, alors je reste deux jours complètement anéantie à me reposer.
Nous parvenons aussi à organiser une journée pique-nique de temps en temps.

Comment décririez-vous vos douleurs ?
Elles brûlent, pincent, broient, lancent, serrent, tirent et rendent mon corps très, très lourd.

Êtes-vous toujours suivie par un médecin de la douleur ?
Depuis 2003, je consulte chez un phytothérapeute endocrinologue. Il me conseille de ne pas boire de lait et d'éviter tout aliment laitier, les céréales. Je dois, en revanche, consommer beaucoup de fruits. À ces aspects alimentaires, j'ajoute la marche, la relaxation, la sophrologie, les massages doux chez le kinésithérapeute.

Ressentez-vous un mieux ?
J'attends encore les résultats, mais j'essaie d'être patiente, car il faut sans doute du temps avant de constater un mieux.
D'autres maux se sont greffés sur la maladie : des migraines, des troubles de la vue, un manque cruel de concentration, des pertes de mémoire. J'ai une mauvaise circulation sanguine, des démangeaisons, beaucoup de maux de ventre, une alternance diarrhée/constipation. Un jour, j'ai même eu une infection rénale sans m'en être aperçu, parce que la fibromyalgie me donne mal au dos et au ventre, alors j'avais mis ces douleurs sur le compte de la maladie. Cette infection m'a évidemment encore plus fatiguée.

Que faites-vous pendant les moments de repos ?
J'ai toujours la télévision ou la radio allumée. Le son n'est pas très fort, parce que le bruit me gêne, certains jours. Je lis. Je ne vais plus à la bibliothèque, je lis donc des magazines que j'achète. Même si je ne la regarde pas, la télévision est allumée : c'est une présence, parce que je suis souvent seule et cette solitude est pesante et me fait mal au moral.

Vous regrettez votre activité professionnelle ?
Oh oui ! Cela me manque énormément, de ne plus travailler. Je gardais les enfants à la maison, jusqu'à trois ou quatre dans la journée par mi-temps. J'adorais ce lien avec les enfants. En menant les enfants à l'école, je m'étais fait des amies. Ne plus avoir tout ça, c'est la blessure la plus profonde. Être obligée de rester à la maison à me reposer tout le temps, c'est terrible. Je le vis très mal. Je ne peux même plus conduire la voiture... Cette fatigue est tellement envahissante !

Avez-vous des contacts amicaux ?
J'avais des amies. Mais comme je n'étais plus capable, physiquement, de sortir, elles se sont éloignées. Au début, je recevais quelques coups de fil, puis tout c'est arrêté. Les amis sont partis. Il n'en est resté qu'un, fidèle dans ses visites. Notre amitié s'est même renforcée.
Dernièrement, une amie m'est revenue. Elle n'osait plus venir me voir ni m'appeler au téléphone par peur de me déranger dans mon repos.
Ma sœur et moi nous téléphonons régulièrement.

Ressentez-vous le besoin d'une aide psychologique ?
Oui, j'ai ressenti ce besoin. J'ai demandé une assistance psychologique. Je vais toujours chez mon psychiatre. Je n'ai pas de traitement médicamenteux. Je parle, surtout. Nous parlons ensemble du passé, nous essayons de chercher des problèmes psychologiques qui pourraient être antérieurs à la maladie. J'ai confiance en ce psychiatre. Lui parler me fait du bien.

Quels conseils vous apporte votre psychiatre ?
Il me demande de ne pas trop rester au repos, de marcher, même si ce n'est que dix ou quinze minutes par jour. Je ne reste jamais allongée toute la journée, je sais que je dois absolument sortir du lit. Même dans les pires moments, je me suis toujours levée le matin. J'essaie de ne pas aller trop haut dans la douleur, mais, à mon stade, c'est hélas très difficile.

Quels sentiments la maladie génère-t-elle ?
Je me sens souvent frustrée, en colère. Mon thérapeute me l'avait dit : " Vous passerez par plusieurs phases, dont la colère. " Je crois qu'il est nécessaire de garder un peu de cette colère afin de conserver l'espoir et arriver à se battre contre la maladie. Je suis toutefois très amère vis-à-vis de l'existence : ne pas pouvoir sortir, faire ce que je veux. Une fois mes enfants grandis, je voulais changer de travail, faire comme les autres femmes, aller travailler à l'extérieur de la maison. Une nouvelle vie s'offrait à moi. Et tout a échoué...
Je pleure beaucoup. Il y a des périodes sans larme, mais quand ça me prend, cela dure trois jours. Je peux pleurer des journées entières. Alors, je préviens autour de moi. Si mes douleurs peuvent être à pleurer et à hurler, je crois que c'est plus mon moral qui me fait pleurer.

La maladie a-t-elle modifié votre vision de la vie ?
Oui, complètement. Maintenant, je vais à l'essentiel : manger, être propre, aimer les miens. Je parle beaucoup à mon mari. Il est très patient. Je lui dis quand j'ai mal, et d'ailleurs, il le voit déjà avant que je ne lui dise.
Nous avons simplifié notre vie en raison de la maladie.

En devenant invalide, j'ai réalisé la dureté du quotidien des personnes handicapées, où tout est compliqué. Ouvrir une porte lourde, par exemple, choisir un restaurant dont les sièges sont confortables. J'ai souvent du mal à m'expliquer auprès des gens – demander de l'aide pour pousser une porte... – parce que ma maladie ne se voit pas.

Quel regard sentez-vous porté sur vous, à l'extérieur ?

Il y a beaucoup d'intolérance. Je marche lentement, par exemple, et je crois que cela agace les gens. Par contre, je peux rencontrer des gens très compréhensifs. Quand je fais la queue au guichet de la poste, je ne peux pas attendre longtemps debout, alors je vais m'asseoir dans un coin. Eh bien, les gens sont attentifs : ils m'appellent quand c'est mon tour, pour que je ne perde pas ma place dans la ligne.

Hélas, il y a nombre d'endroits où il est impossible de s'asseoir quand on fait la queue. À la banque, par exemple. Là, j'ai un autre problème : il ne faut pas que ce que j'ai à y faire soit compliqué. S'il s'agit simplement d'une remise de chèque, aucune difficulté. Mais s'il s'agit de remettre de l'argent, je ne parviens pas à suivre la banquière lorsqu'elle compte, je n'arrive pas non plus à suivre le cours de la conversation. Cette difficulté de concentration liée à la fatigue extrême, avec en plus la vue brouillée, m'empêche de me charger de ce genre de chose, à la banque.

Quel regard portez-vous sur vous-même ?

Je ne reconnais plus mon corps. J'ai perdu énormément de poids. Mon corps n'est plus sous mon contrôle. J'ai beaucoup de regrets de ne pas avoir écouté mon corps, jadis. Je pense que si j'avais été plus à l'écoute, je ne me serais pas autant fatiguée en travaillant et je n'en serais pas là aujourd'hui. Mais j'avais été élevée dans une famille où on se donne entièrement sans écouter son corps.

Mais vous restez coquette, malgré tout...

Oui, je le suis restée, mais bien moins qu'avant : quand la fatigue est si grande que j'ai la vue brouillée, je ne peux pas me maquiller. Et puis, il y a le manque d'argent, puisque je ne travaille plus. Cependant l'envie d'être coquette est toujours là. D'ailleurs, j'ai envie de tout : sortir, aller bosser, faire mes carreaux, etc. Mais mon corps ne veut pas ! J'ai souvent l'impression d'avoir été rabaissée. Mais dès que je suis un peu moins fatiguée, je me lance ! Car, en moi, l'envie bouillonne ! Mais je suis vite fatiguée.

En ce qui concerne l'habillement, je ne peux plus porter de vêtements un peu serrés, voire moulants (et sexy !). Je ne peux plus porter de chaussures de ville à talon, car elles me font trop mal aux pieds. La féminité en prend un coup !

Qu'est-ce qui stimule votre envie de vivre ?

L'amour de mes proches. Pour eux, je veux guérir, pouvoir faire des choses avec eux. Je m'accroche à l'espoir de guérison. J'espère que j'aurais un jour une meilleure qualité de vie. Mon psychiatre me conforte dans cette idée. Il a des patients qui vont mieux. Je ne sais pas si je pourrais un jour guérir, mais j'espère au moins obtenir une amélioration de 70 % de mon état. Une fois, mon psychiatre m'a dit : " Vous voulez tellement guérir, que cela retarde peut-être la guérison ! " Je ne sais pas...

☑ **VOTRE MESSAGE**

Je me sens coupable auprès des miens, d'être toujours malade. Je dois bien leur gâcher un peu la vie. J'ai conscience que ce n'est pas facile de vivre avec quelqu'un qui est toujours malade. J'aime tendrement ma famille et je la remercie de son soutien et de son aide, et de l'amour qu'elle me porte, ce chaque jour.

Même si cela peut paraître prétentieux, je tiens à dire que les malades fibromyalgiques sont des gens très courageux. Nous voulons travailler. Prenez le temps de nous écouter et de nous aider ! Malgré la fatigue qui nous diminue, nous sommes des personnes très volontaires et à l'écoute des autres. Même malade, je ferais passer les autres avant moi !

Lors d'une conférence sur la fibromyalgie à laquelle j'assistais, j'ai appris que des malades étaient proches de la guérison grâce à des " thérapies parallèles ". C'est donc que tout espoir est permis !

Sarah, 20 ans, Morbihan
Esthéticienne

Depuis quand savez-vous que vous souffrez de fibromyalgie ?

Depuis peu de temps. Le diagnostic a été établi en novembre 2005. Mon médecin traitant avait prononcé le mot le premier. Comme j'avais des douleurs que les séances de kinésithérapie ne soulageaient pas, il m'a dirigée vers l'hôpital. J'y ai eu divers examens et j'y suis allée régulièrement pendant six mois trois fois par semaine pour de la rééducation. Le médecin de l'hôpital n'a pas voulu se prononcer au début ; ce n'est qu'à la fin de ma rééducation, et après le test des 18 points, qu'il a confirmé le diagnostic suggéré par mon docteur de famille.

Pourquoi aviez-vous besoin de cette rééducation ?

Un matin de décembre, il y a deux ans, je m'étais réveillée avec tout le dos coincé ainsi que le bras droit. Six ans auparavant, j'avais fait une chute en essayant d'attraper mon chat ; j'avais voulu faire une roulade comme j'avais appris à la faire en art martial, mais j'étais mal retombée. À ce moment-là, des douleurs vives étaient apparues dans le cou et le bras gauche.

Ce type de douleurs vous était-il familier ?
Oui, mais avec moins d'intensité. Depuis que je suis toute petite, j'avais des douleurs dans les jambes. Je me sentais aussi toujours fatiguée. Je dormais mal. Ma mère m'a raconté qu'à l'âge de 5 ans déjà, j'avais du mal à m'endormir, je m'endormais très tard. C'est toujours le cas. Je m'endors vers 3 ou 4 h du matin, même si je suis " crevée ". Au réveil, j'ai l'impression de ne pas avoir assez dormi, j'ai le corps raide. C'est incroyable d'être ainsi, tout le temps, fatiguée !

Que faites-vous, jusqu'à 4 h du matin ?
Je lis, je regarde la télévision. En général, je reste dans mon lit, mais il m'arrive de m'énerver à cause de cette veille, alors je descends manger quelque chose.

Un événement de votre enfance peut-il aider à expliquer l'apparition de la maladie ?
Personne ne peut dire s'il y a eu un facteur déclenchant. Je sais qu'à l'âge de deux mois, j'ai été hospitalisée dans un état grave parce que j'avais beaucoup de mal à respirer. Mes parents m'ont raconté que j'avais failli mourir et que j'étais vraiment très malade. Mais les médecins n'ont jamais pu déclarer que les deux choses étaient liées.

Après le diagnostic à l'hôpital, vous a-t-on expliqué ce que c'était que la fibromyalgie ?
On ne m'a pas bien expliqué. On m'a dit que cette maladie prenait le corps et qu'il n'y avait rien à y faire. On ne m'a donné ni conseil ni traitement. Je suis sortie de l'hôpital avec un nom pour mes douleurs, mais sans la moindre idée de ce que je pouvais faire.

Avez-vous cherché à vous documenter par vous-même ?
Oui. Puisque les médecins ne semblaient pas connaître cette maladie, qu'ils ne me donnaient aucune information, je suis allée chercher sur Internet. J'avais compris qu'il me fallait me prendre en charge ! C'est ainsi que j'ai trouvé les coordonnées de l'Union des fibromyalgiques et douloureux chroniques du Morbihan. J'ai contacté cette association qui m'a donné beaucoup de renseignements et qui m'a conseillé de consulter un rhumatologue.

Vous a-t-il prescrit un traitement ?
Oui, à base de vitamines, d'oligo-éléments. Je suis également suivie par un nutritionniste, maintenant : il m'a demandé de supprimer de mon alimentation tous les produits laitiers. Je prends des médicaments qui aident à l'endormissement, mais pas de décontractant musculaire car ce genre de produit ne marche pas sur moi.

Vos douleurs et la fatigue sont-elles plus intenses dans certaines situations ?
Elles le sont pendant et après un effort, quel qu'il soit : quand je fais le ménage, quand je marche, quand je reste debout trop longtemps. Les douleurs peuvent même m'empêcher complètement de marcher.

Vous sentez-vous comprise par votre entourage ?
J'habite chez mes parents, ils me comprennent. Je crois que c'est plus facile pour eux depuis que nous avons un nom pour la maladie dont je souffre. Pendant huit ans, ils ont eu du mal à comprendre, d'autant plus que j'ai vu plein de

médecins durant cette période et que nous avons entendu un peu tout. Que mes douleurs étaient d'ordre psychosomatique, par exemple. Du coup, je suis allée voir un psychologue qui a démenti cela : mes soucis n'étaient pas le résultat d'un problème psychologique !
J'ai eu de la chance parce que notre médecin de famille, qui me connaît depuis ma naissance, m'a toujours crue lorsque je disais que j'avais mal. Il m'a toujours prise au sérieux et m'a toujours soutenue. Il a fait tout ce qu'il pouvait pour essayer de trouver une explication à ces douleurs.

D'autres cas de fibromyalgie étaient-ils connus dans votre famille ?
Non. Je n'avais, d'ailleurs, jamais entendu parler de cette maladie avant de l'entendre nommée par le médecin.

Êtes-vous, professionnellement, toujours en activité ?
J'ai fait des études d'esthéticienne et j'avais commencé de travailler en salon. Comme j'avais du mal à m'occuper des soins esthétiques, à cause de mes problèmes, j'ai changé de secteur et suis devenue attachée commerciale. Mais, dans ce métier, j'avais beaucoup de route à faire ; c'était fatigant et avec mes raideurs de dos et de bras, je ne pouvais plus conduire la voiture. J'ai eu d'abord un arrêt de travail, qui a pris fin, puis on m'a licenciée pour inaptitude. Je dois m'inscrire au chômage. On m'a parlé de la Maison départementale des personnes handicapées, on m'a parlé d'emploi adapté, mais je n'ai pas réfléchi à tout ça.
J'ai surtout pensé à ouvrir, avec une amie, mon propre institut de soins esthétiques. Je ne peux plus faire de soins, parce que, pour cette activité, on a besoin de ses deux

bras ; mon bras gauche n'est plus paralysé, mais je suis souvent coincée au niveau du cou ; je me rends compte que les soins, c'est fini pour moi. L'amie s'occuperait des soins et moi, je me chargerais de la vente et de la paperasserie. J'adore la vente et puis, je resterais ainsi dans mon domaine, je serais toujours dans un salon d'esthétique.

La maladie ne paraît pas vous déprimer…
Elle m'a déprimée quand je ne savais pas ce que j'avais. Maintenant, je ne suis plus démoralisée, même s'il y a des jours où cela va moins bien. Ce que je n'aime pas, cependant, c'est le fait de ne pas arriver à contrôler mon corps.

Parvenez-vous à parler aisément de votre maladie ?
Non. Je n'en parle pas beaucoup. Mes amis savent le nom de ma maladie, mais pas les détails. Le sujet est douloureux, c'est pour cela que j'ai du mal à l'évoquer. Et puis, je suis de nature à tout garder pour moi. Je m'épanche difficilement. L'association dont je fais partie me pousse à participer à un groupe de parole. J'irai, mais il me faudra du temps pour dire. Cela viendra petit à petit. Je ne trouve pas plus facile de parler de ma maladie à des gens comme moi qu'à des gens qui n'en souffrent pas. Je n'ai pas peur de parler. C'est seulement que les mots ont du mal à sortir.

Des amis vous ont-ils délaissée à cause de votre maladie ?
Non, pas du tout. Au contraire : quand mes amis ont su, cela nous a encore plus rapprochés. Mes amis sont même plus présents qu'avant.

La maladie ne m'empêche pas vraiment de faire des choses : je mets beaucoup plus de temps qu'une personne non malade, mais j'y arrive. Je sors avec mes amis tous les week-ends, c'est vital. Si nous allons en boîte le soir, je ne sors pas l'après-midi avec eux, afin de prendre le repos nécessaire à la soirée dehors. Je fais attention de ne pas faire deux choses à la fois.

Et les arts martiaux ?
Continuez-vous de pratiquer ces sports ?

Je faisais beaucoup d'aïkido. Je n'ai plus du tout le droit de pratiquer cet art, car je suis trop fragile. Mais si je vais mieux un jour, peut-être que je pourrai reprendre.

Comment voyez-vous l'avenir ?

J'ai un copain. Il me reproche souvent de ne pas lui parler de ma maladie. Il aimerait mieux la connaître. Sur le plan affectif, je n'ai donc pas d'inquiétude. Je vis comme tout le monde. Les fibromyalgiques ont besoin de trouver quelqu'un de compréhensif. J'ai de la chance, j'ai quelqu'un qui comprend.

Mais j'ai peur de l'avenir pour ce qui est de l'activité professionnelle. Je ne sais pas comme ça va pouvoir marcher, pour le travail. J'espère que mon corps tiendra le coup !

Hormis les traitements, y a-t-il des choses qui vous aident ?

Les petits riens de la vie courante m'aident à amoindrir la douleur, comme appliquer une compresse chaude là où j'ai mal, m'asseoir ou m'allonger. Je profite du repos pour écouter de la musique, et je lis beaucoup.

Quelles sont vos attentes, face à la maladie ?
J'aimerais trouver un traitement qui me permette d'avoir un corps de 20 ans au lieu d'un corps de 70 ans ! L'idéal serait de ne plus sentir cette fatigue et ces douleurs. Mais, malgré tout, on apprend à vivre avec elles et on vit quand même.
J'aimerais que les médecins sachent mieux parler de la maladie à leurs patients et puissent leur dire où ils doivent se rendre pour recevoir une aide. Or, actuellement, on ne nous dit pas où aller…

☑ **VOTRE MESSAGE**

Vivre avec la maladie, cela s'apprend. Il faut garder le moral, avoir beaucoup de volonté et savoir qu'on n'est pas seul. Bien sûr que c'est dur, mais on peut y arriver. La maladie n'empêche pas de vivre : il faut juste aménager son temps en fonction d'elle et ne pas se décourager.

Gérard, 42 ans, Deux-Sèvres Professeur de lettres classiques et formateur

Depuis quand ressentez-vous des douleurs ?
Je souffre depuis quatre ans et, jusqu'en décembre 2005, je ne savais pas de quoi il s'agissait. J'ai eu des épisodes de douleurs qui n'ont pas duré et que j'ai oubliés. Mais, en mars 2005, c'est allé de mal en pis. Le médecin du centre antidouleur où je me rendais ne savait plus que faire. Il a fini par déclarer que je n'avais pas de chance !

Comment votre fibromyalgie a-t-elle été diagnostiquée ?
Nous pensions, ma femme et moi, que mon état était lié à un problème immunitaire. Mon épouse a envoyé tout mon dossier médical au département d'immunologie de l'hôpital Georges-Pompidou à Paris, un peu comme on lance une bouteille à la mer. Un docteur de cet hôpital nous a téléphoné pour nous dire que mon cas ne relevait pas de son service. Cette dame nous a gentiment dirigés vers une consœur de l'Institut mutualiste Montsouris, toujours à Paris.
Là, j'ai été très bien accueilli, avec beaucoup de gentillesse. Les médecins étaient à l'écoute, ouverts. On m'a rassuré.

D'octobre à décembre 2005, j'ai passé trois fois dix jours dans cet établissement. Le chef du service de médecine interne a diagnostiqué une fibromyalgie en décembre 2005.

Quel était votre traitement, à l'institut de soins ?
On me donnait un antidépresseur-antidouleur en perfusion, une fois par jour. Quand je suis arrivé, je ne marchais pas : j'étais en fauteuil roulant. Grâce à ce médicament, j'ai pu remarcher au bout d'une semaine. Je ressentais à nouveau la vie dans mes membres. Ce fut une grande victoire !

Quel est votre traitement actuel ?
Je prends un médicament morphinique à libération lente deux fois par jour. Je prends aussi des comprimés de morphine à libération rapide quand j'ai très mal : ils soulagent rapidement la douleur. J'ai aussi des médicaments qui soignent les effets secondaires de la morphine, par exemple pour favoriser le transit intestinal. Voilà le traitement donné par l'institut, que j'ai mis en place dès mon retour à la maison. Mais, comme je me suis mis à aller moins bien, mon médecin traitant a, en plus, prescrit une prise d'antiépileptique, pour jouer sur la douleur neurologique, trois fois par jour.
Ce sont des médicaments très lourds qui entraînent une perte d'attention, des absences. J'ai parfois du mal à m'exprimer parce que je ne trouve pas le mot juste. Quand je lis, je n'ai pas toujours une compréhension parfaite et rapide. Je me sens très fatigué.

Faites-vous d'autres choses pour essayer d'aller mieux ?

Je consulte aussi un médecin allergologue et nutritionniste à La Baule. Il a mis en place un traitement de compléments alimentaires. Je prends des vitamines, des sels minéraux, des granules pour favoriser un terrain plus neutre, des essences qui limitent les toxines, du soufre, du cuivre, du manganèse, etc. Ce traitement a l'air de me faire du bien, seulement les produits ne sont pas remboursés et, rien qu'en compléments alimentaires, je dépense 200 euros par mois ! Il faut avoir de l'argent pour se soigner !

Comme mon médecin traitant pratique l'acupuncture, tous les mardis, il me pique pendant une demi-heure ou trois quarts d'heure.

Je vais aussi chez un psychothérapeute pour de l'hypnose, afin de me relaxer et de limiter la douleur. Là aussi, c'est cher : 40 euros la séance. Mais c'est remboursé par la Sécurité sociale. Quand je suis en grande crise, mon psychothérapeute a cependant du mal à trouver un levier pour m'aider un peu. Il ne peut rien faire pour moi. D'ailleurs, dans ces moments-là, comme son cabinet se situe au troisième étage d'un immeuble sans ascenseur, eh bien, je ne peux m'y rendre car ce serait trop pénible. Parfois, il arrive que ce soit le thérapeute qui vienne me voir, mais dans ce cas, la séance ne dure que vingt minutes et ce n'est pas suffisant pour améliorer mon état.

Je fais également de la sophrologie, tous les lundis pendant une heure, avec une association de Niort.

Je prends soin de manger sainement. Des légumes " bio ", de la bonne viande. J'évite tout ce qui est acide : les laitages, les agrumes, les tomates.

Votre traitement de base est-il remboursé par votre caisse d'assurance maladie ?
Oui. Les médicaments sont très chers, mais comme je suis en ALD (affection de longue durée), tout est pris en charge à 100 %.

Des membres de votre famille sont-ils atteints par la fibromyalgie ?
Non. Je ne connaissais même pas cette maladie avant son diagnostic.

Semble-t-elle liée à un facteur déclenchant ?
Quand j'ai ressenti, pour la première fois, des douleurs, il y a quatre ans, j'avais été traité par de la cortisone, ce qui les avait fait disparaître. Cette grosse crise était survenue après la mise en place, chez le dentiste, d'une couronne dentaire avec un amalgame de chrome et de nickel. Il se trouve que je suis très allergique à ces deux métaux. Certains médecins pensent qu'il peut y avoir un facteur déclenchant de nature allergique, dans la fibromyalgie, d'autres s'opposent à cette idée. Je ne sais pas ce qu'il en est, chez moi. Je dois justement me rendre à l'hôpital d'Angers pour des tests d'allergie. On verra... Le dentiste m'assure que cet amalgame n'a rien à voir avec mes problèmes de santé. Or, quand je lui demande de me l'ôter, il refuse en expliquant que l'enlèvement de l'amalgame produirait des petites poussières qui pourraient être encore plus nocives que la couronne en soi, en déclenchant, par exemple, une grosse crise. Son discours est contradictoire !
Il y a deux ans, quand les douleurs sont revenues de façon persistantes, je venais de vivre une période de grande

pression, tant sur le plan familial que professionnel. Je ne sais pas si les deux choses peuvent être mises en relation.
Avant que la fibromyalgie ne soit diagnostiquée, j'avais une crise douloureuse à chaque fois que je buvais un demi-verre de vin blanc, une coupe de champagne. Mon nutritionniste m'a invité à proscrire ces boissons.

Pouvez-vous décrire vos douleurs ?
Elles sont présentes tout le temps et partout. Quand je suis en pleine crise, j'ai l'impression d'être roué de coups, comme si j'étais au supplice sur une roue tournante du Moyen Âge ! La douleur est là, des paupières jusqu'aux orteils, en passant par tous les muscles du corps.
La maladie est comme un lion et moi, j'essaie de mettre ce lion en cage. Chaque acte pour la combattre, c'est un barreau que je mets à la cage. La morphine est un de ces barreaux.

Vous êtes-vous documenté par vous-même sur la fibromyalgie ?
Oui, j'ai cherché des renseignements sur Internet dès que j'ai su de quoi je souffrais. J'ai d'ailleurs poussé un " ouf ! " de soulagement, car j'avais galéré pendant quatre ans et, dans pareil cas, on pense à toutes sortes de maladies.
J'ai trouvé, sur Vannes, dans la région où habitent mes beaux-parents auxquels je rends souvent visite, une association de malades que j'ai contactée parce que je trouvais qu'elle mettait en place plein de choses : de la sophrologie, des groupes de paroles, etc. Je suis devenu adhérent. Comme j'habite loin, je n'assiste qu'à une réunion de l'association sur deux. J'apprécie les groupes de paroles,

animés par un psychothérapeute. On peut y parler de soi, évacuer le poids de la maladie, recevoir des informations des autres participants, des conseils pratiques, écouter des témoignages qui vont dans le sens de ce qu'on ressent.

Votre fibromyalgie a-t-elle eu un impact sur votre vie familiale ?

J'ai une épouse et deux enfants de 6 et 8 ans. Nous avons toujours été extrêmement unis. Après l'arrivée de la maladie, les liens se sont encore resserrés. Nous nous sommes recentrés sur la famille. Je suis très aidé, moralement, et aussi dans la vie pratique du quotidien. Ma mère vit maintenant près de moi. Mes beaux-parents m'ont toujours aidé. C'est mon beau-père, par exemple, qui venait de Bretagne me chercher à Niort en voiture pour m'emmener à Paris pour mes soins !

Ma famille est donc très présente et compréhensive. C'est ce qui me sauve, sinon, je ne pense pas que j'aurais pu faire l'effort de me battre contre ces douleurs.

Vous n'êtes donc pas déprimé...

Non. Je fais en sorte d'être combatif, de ne pas laisser l'angoisse s'installer. J'avoue que, parfois, j'ai envie de baisser les bras, mais j'ai ma famille, mes enfants, et, pour eux, je n'ai pas le droit d'abandonner. Alors, le courage revient vite.

Parlez-vous volontiers de votre fibromyalgie ?

Oui, à mes collègues, à mes amis. Mais j'en parle sans m'étendre. Je veux simplement faire comprendre aux gens qu'il y a des choses que je ne peux plus faire.

Quel a été l'impact sur votre vie professionnelle ?

Au début, j'ai obtenu un mois d'arrêt de travail. Or, les choses ne s'arrangeaient pas. Au bout de trois mois dans cette situation, financièrement, on est à mi-traitement. J'ai constitué un dossier pour l'inspection académique. Un congé de longue maladie m'a été accordé jusqu'à la première quinzaine de juin. Il est reconductible en fonction de mon état de santé. Je peux être payé à plein traitement pendant deux ans.

J'aimais beaucoup mon travail, mes élèves. Ils me manquent énormément. Je n'ai plus de vie sociale et professionnelle. La maladie a réduit cela à néant.

Vos amis et collègues ont-ils rompu les liens avec vous ?

Pas du tout ! Mes collègues me téléphonent et viennent parfois en visite. Avec nos amis, nous nous invitons toujours. Quand j'étais en fauteuil roulant, j'avais peur du regard des autres. J'ai fait comme le petit chat qui se cache : j'ai demandé aux collègues et amis de ne pas venir me voir. Mais, depuis janvier, je me montre à nouveau. Tous les dimanches, je vois quelqu'un. Dans la semaine aussi. Personne ne m'a laissé tomber. Mes élèves m'ont écrit une superbe carte qui m'a fait beaucoup de bien.

Comment compensez-vous cette perte d'activité professionnelle ?

À la maison, je lis beaucoup : des romans, de la poésie, des essais. Je commande des livres par Internet. Cette année étant dédiée à Mozart, j'ai lu des livres sur lui. Et j'ai acheté le coffret intégral de ses œuvres ! J'écoute beaucoup de musique. Quand je peux, je joue du piano, un peu.

Depuis que ma mère est dans la région, j'ai un chauffeur ! Je peux aller me promener, sortir de chez moi, alors qu'il y a deux mois, je passais mes journées seul et sédentaire. Les week-ends ou le soir, je sors avec mon épouse. Nous allons rendre visite à des amis, nous allons dîner dans une crêperie.

Je ne travaille plus, alors je prends mon plaisir ailleurs. J'essaie de ne jamais me laisser abattre. C'est la clef. Mais il faut être entouré, pour cela.

Quelles sont vos attentes ?

Les médecins, à Paris, m'avaient laissé entendre que cela prendrait du temps, mais qu'un jour, je n'aurais plus mal. Or, j'ai appris depuis peu que la fibromyalgie ne se guérit pas. L'association dont je suis membre m'a appris qu'il n'existe pas, à l'heure actuelle, de remède miracle. Cela m'a bousculé ! J'attends donc que des recherches soient faites sur la fibromyalgie, du moins en France, car ailleurs, au Canada, aux États-Unis d'Amérique et en Allemagne, elles existent depuis un certain temps. J'attends des progrès en sciences, pour mieux connaître les causes de la maladie afin de mieux la traiter.

J'attends également de pouvoir retravailler. Je me dis qu'avec tout ce que je mets en place, médicaments, acupuncture, etc., il arrivera bien un moment où le lion sera enfermé dans la cage ! Chaque jour, je me dis que ça ira mieux. Quand je suis dans une bonne période, sans douleur maximale, je profite à fond des petits instants de bonheur. Quand je me trouve dans un creux, en pleine crise, je me dis que je ne peux pas aller plus bas !

☑ VOTRE MESSAGE

Un des secrets du mieux-être, c'est de ne pas se laisser abattre. Il faut mettre en place plein de choses pour juguler la douleur.

Il est également nécessaire de parvenir à trouver du plaisir quelque part, malgré la maladie, que ce soit dans l'amour de ses proches, dans la lecture d'un livre, l'écoute d'un morceau de musique…

Maïté, 21 ans, Haut-Rhin
Animatrice socio-culturelle

Quand votre fibromyalgie a-t-elle été diagnostiquée ?

Le diagnostic a été effectué en mai 2005 par un médecin interniste.

Avez-vous consulté plusieurs médecins avant le diagnostic ?

Oui, en tout une petite dizaine. Je suis allée chez un ORL pour des maux de tête abominables et des acouphènes, chez un neurologue pour des douleurs aux genoux et aux mains, chez un rhumatologue pour mes douleurs aux différents membres, chez un stomatologue pour mes douleurs au niveau de la mâchoire et des oreilles. Plus les deux médecins du cabinet de généralistes et un autre médecin généraliste par ailleurs.

Pour le neurologue, je fabulais. L'oto-rhino-laryngologiste mettait, lui, certains de mes dires en doute. Le rhumatologue admettait que quelque chose de pas très catholique se passait, mais certainement pas la fibromyalgie. Pour le stomatologue, le problème venait de ma mâchoire. Et pour les différents généralistes, j'aurais très certainement dû être suivie psychiatriquement. Pourtant, j'étais sûre et certaine que je ne fabulais pas : les douleurs étaient réelles et le sont toujours. Je ne fais pas exprès de ne pas être capable de me lever, ma main ou ma jambe ne fait pas exprès d'enfler pendant plus d'un mois.

Depuis quand exactement ressentez-vous ces douleurs ?

La première fois où j'ai consulté un spécialiste, c'était en 1995. Mais je pense que ça a vraiment débuté vers l'âge de 11 ou 12 ans, pour s'aggraver en octobre 2004, puis en juin 2005.

Pouvez-vous les décrire ?

Ces douleurs sont difficiles à décrire. Elles sont partout et nulle part en même temps. Elles circulent d'un membre à l'autre sans que je sache quand je n'aurais plus mal à un endroit ou à un autre. J'ai des muscles qui tressautent, des fois ça me démange (je pourrais me gratter jusqu'au sang) ; d'autres fois, j'ai l'impression de recevoir un coup de poignard. J'ai des bouffées de chaleur, mes yeux me font terriblement mal, j'ai l'impression qu'on me tire les nerfs au-dessus de l'œil, mes mains enflent assez souvent. J'ai parfois l'impression que ma peau se déchire, tellement la douleur est horrible.

Avec toutes ces douleurs, je suis aussi terriblement fatiguée. D'une heure à l'autre, je ne me sens plus capable de marcher, j'ai du mal à monter un escalier. Ou bien, il faut que je dorme pendant quelques heures. Seulement, dormir, lorsque l'on a mal, est un exercice extrêmement difficile. Je m'endors parfois assise. Je passe de nombreuses nuits blanches. Lorsque je dors, j'ai l'impression, au réveil, de n'avoir pas dormi.

Vos douleurs sont-elles plus intenses à certaines périodes ?

Elles sont plus intenses lorsque le temps est à la pluie. C'est encore pire, s'il est à la neige. J'ai aussi des soucis lorsqu'il fait trop chaud. Si le printemps pouvait durer l'année, ça serait parfait ! J'ai également plus mal lorsque je fais quelque chose : ça peut être juste marcher, aller dans un magasin ou monter un escalier. Enfin, si je m'énerve ou si je dois me dépêcher, le moindre stress me donne plus de douleurs.

Quels traitements avez-vous suivis ?

J'ai suivi plein de traitements. Ils n'ont jamais marché. J'ai pris des tas de médicaments pendant des années, du paracétamol à la morphine, en passant par les opiacés et les antidépresseurs.

Quel est votre traitement actuel ?

Je n'ai actuellement aucun traitement médicamenteux. Je ne vois pas l'intérêt de prendre des médicaments qui ne me soulagent pas.

Votre maladie vous déprime-t-elle ?

Ma maladie est difficile à vivre, mais, en faisant comme je peux, j'arrive à être heureuse. Ce qui me déprime, ce n'est pas ma maladie, mais les comptes à rendre aux administrations, les expertises médicales, les médecins qui ne comprennent pas combien je souffre.

En parlez-vous autour de vous ?

J'en parle, mais je ne dis pas tout. Les gens ne comprennent pas, parce que ma maladie ne s'appelle ni sida ni cancer. Disons que je parle de ma fibromyalgie avec parcimonie.

Bénéficiez-vous d'un soutien psychologique ?

Un soutien psychologique est un bien grand mot. Je suis suivie par un psychiatre, mais je dois vous avouer que je ne comprends pas sa démarche. Je devrais voir cette dame toutes les deux semaines, seulement elle a trop de patients. Alors, c'est toutes les trois semaines, voire tous les deux mois, que je la consulte. On ne peut alors avoir aucune démarche constructive. Les fois où je me plains, j'ai l'impression que je n'ai pas le droit de le faire parce qu'on me dit : " Il faut que tu comprennes, tu n'es plus comme avant. " Seulement, tout ça, je le sais pertinemment. Je ne me plains réellement que dans le bureau de mon psychiatre. Mais là, je ne peux tout de même pas lui dire que j'en ai vraiment marre. Ou peut-être devrais-je avoir le courage de le lui dire !
Je ne veux pas embêter mes proches avec mes problèmes.

Êtes-vous membre d'une association de malades ?

Oui. Cela m'aide beaucoup, je me sens moins seule. Cette association de fibromyalgiques est très dynamique. Sa présidente, qui est aussi malade, est très présente.

Quel est l'impact de cette fibromyalgie sur votre vie privée ?

Eh bien, la situation est difficile à gérer. J'essaye de faire en sorte de sourire le plus possible. J'évite de parler de ma maladie ou des différentes douleurs trop souvent, sinon, je ne m'en sortirai pas. Ma famille fait attention, mon ami est très attentif.

Quel est son impact sur votre vie professionnelle ?

Ma vie professionnelle est touchée de plein fouet. J'étais débordante de vie, les journées de travail de douze heures ne m'ont jamais fait peur. Quand on est animatrice, on doit avoir " le peps ", on doit laisser ses problèmes personnels de côté. Seulement, en juillet 2005, j'ai fini à l'hôpital avec 9 de tension. J'avais travaillé juste trente-cinq heures par semaine ou un peu plus, mais c'était trop.

Quand on est malade, il ne faut plus se dire : je fais comme tout le monde. Il faut se dire : je fais comme moi. Je ne suis pas capable de reprendre le même travail comme avant, il me faut des aménagements. Un travail à mi-temps serait le mieux, en espérant que j'arrive à tenir. Je voudrais continuer à travailler dans le même secteur. C'est important pour moi. J'aime mon travail.

Qu'en est-il de votre vie sociale ?

Les sorties avec les amis sont limitées. En vérité, je ne sors quasiment plus. Les gens ont du mal à comprendre que je ne puisse pas, à la dernière minute, par exemple si on m'appelle une demi-heure avant, me rendre à un rendez-vous. Je ne peux pas leur en vouloir.

Pour la plupart des gens, faire les courses, c'est une corvée. Pour moi, ce n'est même plus une corvée, c'est quelque chose d'impossible. Ça me fatigue trop.

Moi qui croisais beaucoup de gens avant, je passe désormais mes journées toute seule en semaine.

Votre fibromyalgie vous empêche-t-elle de faire certaines des activités que vous aimiez ?

Je ne peux plus faire du vélo, ni faire du roller, ni jouer au foot, ni faire de la randonnée. Ce sont des efforts physiques trop intenses. Si je pratique une de ces activités, je mets plusieurs jours à m'en remettre. Je ne peux pas non plus faire du " shopping ".

Par contre, le fait d'être plus sédentaire m'a permis de faire d'autres choses, plus de lecture, du bricolage. Mais ce sont souvent des activités solitaires. Je vais aussi à la piscine, environ une demi-heure, car après, je suis trop fatiguée.

Vous sentez-vous comprise par votre entourage ?

Cela dépend. Mes parents, ma petite sœur et mon ami tentent de comprendre. Quant aux amis, certains comprennent, d'autres pas.

Vous êtes-vous documenté sur votre maladie ?

Oui, je me suis longuement documenté et je continue encore. J'ai lu deux livres sur la fibromyalgie. Cependant, il faut savoir faire la part des choses lorsqu'on lit des articles, surtout sur Internet. Il y a tout et n'importe quoi.

Estimez-vous que les médecins vous ont bien expliqué ce dont vous souffrez ?

Non. Je trouve qu'on ne peut pas compter sur eux pour savoir quelque chose. Si je n'avais pas insisté et bataillé pour trouver ce dont je souffre, je serais certainement à l'asile. Il serait temps que les médecins cassent la barrière. Je ne suis pas débile, j'attends qu'on m'explique. Quand on nous prescrit un médicament, on ne nous explique rien. Je voudrais savoir pourquoi le médecin me donne ce médicament, sur quoi il va agir. J'ai souvent l'impression qu'on nous prend pour des personnes incapables de comprendre et " à côté de la plaque ".

Que faites-vous pour " aller mieux " ?
Je fais de la sophrologie. Mais bon, cela ne m'enlève pas mes douleurs, cela me permet juste de relativiser.

Depuis que vous en souffrez, votre maladie a-t-elle évolué ?
Oui : au début, je n'avais que des douleurs passagères ; maintenant, j'ai des douleurs constantes. Il y a des jours où je ne suis pas capable de me déplacer, d'autres où je prends une béquille pour m'aider à marcher. Avant, quand j'étais assise, je pouvais tenir plusieurs heures ; maintenant, au bout d'une demi-heure, j'ai des douleurs insupportables.

Pensez-vous que votre fibromyalgie soit liée à un événement particulier ?
Ce genre de question, j'aimerais qu'on ne me la pose pas. Un malade du cancer peut aussi voir sa maladie déclenchée par un choc psychologique, pourtant, on le soigne. Si ma maladie doit être liée à une agression extérieure, c'est à mon avis dû aux vaccins. Mais je n'en sais pas plus. De toute façon, on ne me le dira sans doute jamais.

☑ **VOTRE MESSAGE**

Il faut se battre. Et on a le droit aussi, de temps en temps, de craquer, c'est même important, c'est naturel. Il faut garder en tête qu'un jour, on trouvera pourquoi notre maladie survient. On ne devra alors plus autant se battre face aux médecins et aux institutions.

Il est très difficile, pour une personne qui n'a jamais souffert comme nous, de comprendre combien c'est handicapant. Je ne suis ni fainéante, ni une " chochotte ". Je voudrais demander aux autres d'être tolérants et patients, de nous tendre la main parce que nous en avons besoin. Enfin, de ne pas nous demander de faire plus que ce dont nous sommes capables. D'arrêter de nous dire " quand on veut, on peut ", parce que je crois que, dans notre maladie, la volonté est bien là, le souci, c'est que le reste ne suit pas.

Danielle, 59 ans, Haute-Garonne Professeur d'éducation physique

Votre fibromyalgie a-t-elle été longue à diagnostiquer ?
J'ai été soignée pour une polyarthrite rhumatoïde de 1995 à 2003. J'avais eu un scanner, des radiologies, des prises de sang et un traitement lourd. Quand j'ai quitté Paris pour la région toulousaine, j'ai dû changer de rhumatologue. Mon nouveau médecin m'annonça que, d'après mon dossier et l'examen qu'il venait de pratiquer, il n'avait pas l'impression que je souffrais de polyarthrite ! Il m'a fait faire une nouvelle prise de sang.
Et en effet, le syndrome inflammatoire ne correspondait pas du tout à celui d'une polyarthrite. Il a conclu à une fibromyalgie et m'a demandé d'arrêter de prendre les médicaments pour la polyarthrite. Il m'a rassurée : " Soyez tranquille, ce sera moins invalidant à l'arrivée que la polyarthrite. Mais la fibromyalgie n'est pas reconnue par la Sécurité sociale. " C'était en août 2003. Le rhumatologue avait testé les points de sensibilité : tous étaient douloureux chez moi. Il m'avait bien expliqué les choses, mais il m'avait dit aussi qu'on ne connaissait pas grand-chose de la maladie.

Aviez-vous déjà entendu parler de cette maladie ?

Non, c'était la première fois ! Personne dans ma famille ni dans mon entourage n'en souffrait.

Mais, réflexion faite, ma maman souffrait de partout. On disait que c'étaient " ses rhumatismes ". Sa propre mère avait souffert de la même chose. Y avait-il ou non fibromyalgie ? Cela reste une énigme.

Quel est le traitement qui vous a été prescrit ?

Je prends un antidépresseur qui repousse le seuil de la douleur et me fait beaucoup de bien, un médicament pour les muscles et les articulations des membres inférieurs, qui soulage efficacement au niveau des jambes, des pieds, des hanches. Je prends aussi du paracétamol avec de très bons résultats. Le traitement médicamenteux est pris en charge par la Sécurité sociale, sauf le médicament pour les jambes qui n'est plus remboursé depuis le 1er mars 2006.

Travaillez-vous toujours ?

J'ai été deux ans en longue maladie, avec un prolongement jusqu'à mars 2004. Ensuite, j'ai été un an complet en maladie. Depuis le 25 mars 2005, l'Éducation nationale m'a mise en disponibilité d'office, c'est-à-dire que mon poste ne peut pas être vacant et que j'en suis toujours titulaire, mais, pour ce qui est du salaire, je ne perçois plus rien. Je me dis que je ne dois pas trop me plaindre parce que je suis fonctionnaire : les gens qui ne touchent que le Revenu Minimum d'Insertion sont dans une galère financière autrement plus pénible.

Administrativement, cependant, j'ai beaucoup de soucis. Comme je souffre aussi du syndrome de Gougerot-

Sjogrën, un syndrome " sec " caractérisé par un manque de salive et de larmes, qui est, lui, reconnu par la Sécurité sociale, j'essaie d'obtenir une prise en charge en mettant l'accent sur ce syndrome-là.

La fatigue et les douleurs étaient-elles là avant 1995 ?

Après la naissance de mon premier fils, j'ai commencé à souffrir de lombalgie. Je souffre du dos depuis l'âge de 22 ans. Le médecin se demande si la fibromyalgie n'était pas déjà installée à cette époque-là. J'ai fait du sport à un niveau assez élevé et, physiquement, avec les élèves, il fallait fournir de gros efforts. Les douleurs sont venues progressivement. Quand j'ai eu 35 ou 40 ans, j'ai eu un problème d'épaule. L'évolution de la maladie a été lente, mais très pénible.

Que ressentez-vous ?

Le matin, une demi-heure voire trois quarts d'heure me sont nécessaires pour me dérouiller les mains qui sont douloureuses et enflées, et les épaules. Je ressens une fatigue incroyable du geste : le simple fait de lever le bras est difficile. La fatigue est générée par les douleurs et le manque de sommeil réparateur. Les douleurs me réveillent la nuit, au moment où je me tourne, et ensuite, je ne parviens plus à me rendormir.

Les douleurs sont-elles plus intenses dans certaines situations ?

C'est très aléatoire : il y a des matins où je me sens bien au réveil, d'autres où rien ne va. La fibromyalgie est une maladie imprévisible. Même si la journée a bien commencé,

pour une raison inconnue tout peut se détraquer à un autre moment. Il m'arrive d'être en forme et de me lancer dans le ménage ; et au bout d'une demi-heure, rien ne va plus et c'est mon mari qui doit terminer !
J'ai eu une IRM (Imagerie à résonance magnétique) et un électro-encéphalogramme. Les résultats n'étaient pas tout à fait normaux. Il semble que la matière blanche soit affectée et que les signaux du cerveau ne soient pas normaux. Il y aurait un mauvais fonctionnement des neurotransmetteurs. Je crois que les médecins sont de plus en plus convaincus du lien de la fibromyalgie avec le fonctionnement du système nerveux central.

Avez-vous cherché à vous documenter par vous-même ?

Juste après le diagnostic d'août 2003, ma belle-fille a cherché sur Internet des informations et me les a transmises. L'année suivante, en janvier, j'ai lu, dans un journal, l'annonce d'une assemblée générale d'une association des fibromyalgiques de ma région. J'y suis allée et j'ai adhéré à l'association, dont je suis toujours membre, afin de mieux connaître ma maladie.

En sus du traitement médicamenteux, que faites-vous pour vous sentir mieux ?

La rééducation en piscine m'a fait énormément de bien. Vous savez, je ne marchais plus normalement. J'avais vraiment peur de devenir invalide. C'était terriblement démoralisant. Je me voyais diminuée physiquement. C'était d'autant plus dur à accepter que, par mon travail, j'avais toujours été très active.

Au fur et à mesure, j'ai appris à me ménager. Je sais que si j'ai une activité quelconque le matin, je dois me reposer l'après-midi.

Quel regard portez-vous sur votre maladie ?
La maladie, on finit par vivre avec et l'accepter. Je ne suis pas en colère. Je sais simplement qu'il y a des jours qui sont meilleurs que d'autres. Maintenant, j'arrive à refaire un peu de marche et c'est génial ! Ce matin, j'ai voulu faire du jardinage (tailler les rosiers, désherber), mais il a fallu que je m'arrête au bout d'une demi-heure.

Votre famille a-t-elle admis spontanément la maladie ?
Cela n'a pas été facile, au début. Il y a eu une phase d'adaptation. Mon mari et moi sortons moins. Comme il est casanier, cela ne le gêne pas beaucoup. Par contre, moi qui aimais bouger, j'ai eu du mal à accepter que les choses avaient changé.

Comment avez-vous adapté votre quotidien à la maladie ?
Je ne peux pas rester trop longtemps debout immobile, alors j'évite les situations d'attente en file. Pour faire mon marché, je me suis acheté une charrette, car je n'avais plus de force dans les bras pour porter des sacs.
À Paris, nous habitions en étage et ça devenait un calvaire que de monter les escaliers ! Ici, nous avons fait construire la maison de plain pied.

Je conduis toujours ma voiture. Si je suis bien assise, les petits trajets ne sont pas source de gêne. Mais il ne faut pas que je fasse cinq heures de route !
Quand je parle au téléphone, je dois souvent changer de main pour tenir le combiné, car mon coude et ma main s'endolorissent vite. Le maintien dans une position identique n'est jamais bon. Il me faut toujours conserver une certaine mobilité, parce que moins je bouge, plus j'ai mal !

Que faites-vous pendant les phases de repos ?
Ce sont les après-midi que je me repose, en général. Je lis, je regarde la télévision, je tricote un peu puis me repose encore. Trois fois par semaine, je fais une promenade d'une heure à une heure et demie en compagnie d'une voisine. Si je me sens bien, j'essaie de marcher un peu plus vite.

La solitude vous pèse-t-elle ?
Oui, parce que je communiquais énormément, je m'investissais beaucoup, en dehors de mon travail. Je m'occupais d'un club sportif. Aujourd'hui, mes contacts sociaux réguliers se limitent aux activités de l'association de fibromyalgiques dont je fais partie. J'ai envisagé, à un moment, de m'inscrire à un club ; j'ai renoncé, car je sais que je ne suis pas toujours en forme ; et puis, je n'aimerais pas entendre des gens me plaindre.
Moralement, j'ai tenu bon. Mais, ce que j'ai eu du mal à admettre, c'est que je devais m'arrêter. À 55 ans, je n'étais pas prête, psychologiquement, à cela. Ce fut sans doute plus dur à accepter que le fait de me dire que je n'aurais plus de contact avec mes collègues.

Quelle a été la réaction de votre entourage face à votre fatigue, à l'école ?

Tout le monde a été très conscient de ce qui m'arrivait. C'était tellement évident que je n'allais pas bien, ça se voyait. Mes élèves me demandaient tout le temps comment j'allais. La dernière fois que je suis partie au ski avec mes élèves, j'avais tellement mal que j'en pleurais, en effectuant le trajet du chalet aux pistes.

Mes collègues se rendaient compte que je ne pouvais plus effectuer mon travail, physiquement. Je ne pouvais même plus faire une passe de volley, lever le bras, etc.

Le vide social s'est-il fait autour de vous ?

J'ai la chance d'avoir de très bons amis qui ne m'ont jamais laissée tomber. En revanche, pour ce qui est des collègues de travail, ils ont téléphoné au début, puis ils ont arrêté d'appeler. On se rend compte que, dans le travail, on n'est finalement pas grand-chose : on vous oublie vite ! Toutefois, mes collègues d'EPS maintiennent le lien.

Mais je parle beaucoup au téléphone : tous les vendredis après-midi, je fais de l'écoute téléphonique pour l'association. On m'appelle aussi les autres jours, mais je mets le répondeur et les gens laissent un message. Quand une voix sur le répondeur me semble terriblement angoissée, je rappelle moi-même la personne. Je parle à des fibromyalgiques qui sont dans une galère financière pas possible, parce qu'ils ou elles n'ont pas de travail, qu'ils ou elles ont dû vendre leur maison, que leur conjoint(e) ou leur compagnon (compagne) les a quittés. Il y a aussi des gens seuls qui ont des enfants en bas âge, c'est dramatique. Je me dis alors qu'ils vivent des situations plus difficiles que la mienne. J'ai la chance, moi, d'avoir auprès de moi mon mari et mon fils qui habite juste à côté avec son épouse et ses enfants.

Quelles sont vos attentes face à la maladie ?
Je voudrais qu'on trouve vite un traitement qui puisse nous soulager un peu mieux. C'est lassant d'avoir toujours mal !

☑ **VOTRE MESSAGE**

Aux personnes qui sont dans la douleur physique et la souffrance morale, financière, administrative, je veux dire : Ne restez pas seules ! Car les gens seuls, au fond du trou, frôlent les pensées suicidaires. Il faut absolument communiquer, parler, téléphoner.

La maladie est tellement imprévisible qu'il y aura forcément des jours meilleurs. Il faut garder espoir. Car si l'on va mieux, on peut retrouver un travail, reconstruire autour de soi.

Dans son malheur, si on a la chance d'avoir une autre pathologie (un problème diabétique, pulmonaire, cardiaque, etc.), on peut obtenir une invalidité. Alors, il ne faut pas hésiter à jouer là-dessus. C'est navrant d'avoir à dire cela, parce que cette fibromyalgie, elle est en soi tellement invalidante ! Hélas, elle n'est pas reconnue comme telle. Certes, les experts médicaux sont généralement conscients de la maladie, mais ils doivent statuer dans le cadre de la loi. Peut-être ont-ils plus de moyens que nous, malades, pour faire entendre la voix de la maladie plus haut et faire bouger les choses. Mon message s'adresse donc aussi au monde médical.

Martine, 49 ans, Haut-Rhin
Secrétaire

Quand votre fibromyalgie a-t-elle été diagnostiquée ?
En 1994, après un parcours du combattant qui a duré deux ans et demi. Le diagnostic posé fut " syndrome de fibromyalgie séquetiel à une maladie de Lyme " (transmise par les tiques, ce qui est malheureusement courant dans notre région). La maladie de Lyme a été le déclencheur de la fibromyalgie.
Après une biopsie musculaire, qui était négative, le professeur de neurologie qui me suivait a été un peu désemparé, car il pensait à une myopathie. C'est un collègue de mon médecin généraliste qui a établi le diagnostic, par hasard. Il se passionnait pour la maladie de Lyme. Il travaillait à l'hôpital de Strasbourg Hautepierre, au service de rééducation. Il a fait beaucoup pour la connaissance de la fibromyalgie.
J'ai consulté, à Paris, un grand spécialiste de la fibromyalgie qui, après un entretien très inhumain (" C'est moi qui pose les questions, contentez-vous d'y répondre ! "), m'a renvoyée sans aucun commentaire sinon " Promenez-vous, allez faire du vélo ! " Or, je marchais avec des cannes, la maladie de Lyme me donnant des douleurs musculaires très importantes aux jambes et empêchant totalement la station debout !

Depuis quand exactement ressentez-vous ces douleurs ?

La maladie de Lyme donne des douleurs. Mais ces douleurs se sont aggravées et étendues en 1992, de façon inexpliquée.

Pouvez-vous les décrire ?

Les douleurs de la fibromyalgie sont plus intenses après un effort. Par exemple, je viens de passer trois jours en réunions ; depuis deux jours, je suis dans un état de fatigue et de douleurs généralisées sur tout le corps, qui ne sont pas soulagées par les antalgiques.

Continuez-vous votre activité professionnelle ?

Avant la maladie, j'étais secrétaire. J'ai vainement essayé de garder ma place quelques années. Une invalidité de première catégorie a été accordée. Mais j'ai dû arrêter...

Après, j'ai créé ma propre association de soutien aux malades fibromyalgiques. C'est là que je travaille désormais. Le bureau de l'association est à mon domicile. La fibromyalgie m'oblige à gérer mon quotidien, avec deux périodes de repos dans la journée : vers 13 h et en fin de journée. Dans ces conditions, j'arrive à travailler cinq à six heures par jour au bureau. Certains jours sont plus difficiles, on en fait moins (quand on peut) !

Il y a quatorze ans, j'ai réagi très vite : j'ai acheté une voiture automatique. Je limite les trajets à 30 ou 40 km. Pour aller plus loin, je me débrouille avec le train ; s'il le faut, je cherche un chauffeur.

Quels traitements avez-vous suivis ?

Pendant deux ans, j'ai pris des antibiotiques pour soigner la maladie de Lyme. Ensuite, pour les douleurs fibromyalgiques trop intenses, j'ai commencé les antalgiques. Mais je n'en prends que lorsque ça ne va plus. J'essaie d'y recourir le moins possible !

En moyenne, je prends un à deux cachets par semaine, jamais plus de trois jours de suite, car il y a trop d'effets secondaires. C'est un composé d'antalgique opiacé et de paracétamol. L'association des deux molécules est plus efficace. Mais le médicament me provoque des constipations et quelques démangeaisons. C'est surtout une précaution d'usage qui me fait prendre les antalgiques en très peu de quantités : j'ai trop peur de l'escalade dans les dosages, qui sont très difficiles à diminuer après. Car si j'avalais plusieurs cachets tous les jours, il arriverait un moment où le médicament n'aurait plus d'effet sur les douleurs.

Mis à part les médicaments, recourez-vous à d'autres remèdes ?

Je me soulage tous les jours avec un bain chaud et des huiles essentielles. Je fais de la relaxation, je vais chez le " kiné " toutes les semaines.

Les crises se succèdent, malgré tout ce que je fais. L'hiver est particulièrement difficile à passer, avec la neige, le froid, le vent, l'humidité. Le changement de mode de vie diminue un peu les crises douloureuses, mais les douleurs sont toujours là, prêtes à exploser ! Je ne peux pas faire beaucoup d'efforts physiques, sinon, gare à la facture ! Mais je bouge tout le temps, je ne reste jamais couchée dans la journée, à part au moment de la sieste, comme beaucoup de monde. Le repos veut dire aussi se balader, se relaxer.

Votre maladie vous déprime-t-elle ?

Il faut accepter " la fatalité de la vie ". C'est un chemin difficile, et souvent j'ai des moments de révolte. Je me demande pourquoi j'ai ça ! Mais en ayant des explications sur la maladie, on peut comprendre et gérer.

J'ai été énormément soulagée de savoir que je n'étais pas la seule à souffrir de cette maladie. En effet, avant le diagnostic de fibromyalgie, j'étais considérée comme une " bête curieuse " par les gens. L'incompréhension des médecins face à mes douleurs, l'impossibilité pour ma famille d'avoir une explication, tout cela entraînait beaucoup de problèmes. C'est à partir du diagnostic, qu'on peut se reconstruire.

Je parle volontiers de la maladie autour de moi, puisque j'ai décidé de fonder une association pour rendre le même service aux autres : qu'ils ne se sentent pas seuls, qu'ils trouvent des interlocuteurs qui les écoutent. Je ne me doutais absolument pas de l'ampleur qu'allait prendre cette association ! Par l'activité de l'association, j'ai beaucoup de documents sur la maladie, que je lis.

Ressentez-vous le besoin d'un soutien psychologique ?

Oui, je vais au centre hospitalier qui propose des consultations à la demande.

Quel est l'impact de cette fibromyalgie sur votre vie privée et sociale ?

Il m'a fallu faire le deuil d'une vie active, accepter d'avoir une vie de petite vieille, et tout changer ! La maladie permet de se reconstruire différemment, et de trouver des palliatifs. C'était très difficile, lorsque mes filles étaient

adolescentes : par exemple, nous n'avons jamais fait de shopping ensemble, je les attendais au café et je passais au magasin pour régler, parce que je ne tenais pas debout.
Si je veux assister à une soirée, j'arrête mes activités bien avant, je me repose, je me relaxe, je fais le plein d'énergie, je prends des antalgiques. À ce prix, je peux rester quelques heures " en société ". Pas facile d'accepter tout ça !

Avez-vous dû renoncer à toutes les activités que vous aimiez ?
Non ! J'ai pu conserver certaines activités en les " gérant ". Tout est une question de gestion : je fais un peu de jardinage, mais après, c'est " repos ". Par contre, j'ai complètement tiré un trait sur les grandes balades dans les Vosges, que j'aimais tellement ! Je me contente d'y aller en voiture, et de me promener un peu.

Vous sentez-vous comprise par votre entourage ?
Comprise, oui. Mais, pour moi comme pour mes proches, il est difficile d'accepter que cela dure depuis quatorze ans. C'est lassant, et il n'y a pas d'amélioration en vue !
Il est très difficile, pour la famille, de gérer une situation changeante, et surtout qui dure. Toute la famille proche (parents, conjoint, enfants, certaines personnes plus éloignées) sait ce qu'est la fibromyalgie. Mais je demande le moins possible de l'aide : ça fait partie, à ce qu'il paraît, du caractère de la plupart des fibromyalgiques. Et je donne le change : par exemple, je garde mon petit-fils de 2 ans très souvent. Une seule fois, j'ai dit à ma fille : demain je ne peux pas, je suis trop fatiguée, il faut que tu prennes un jour de congé. Mais lorsque je le dis, c'est déjà un peu tard !

Pour l'entretien de la maison, j'ai résolu le problème depuis très longtemps, j'ai une femme de ménage que je paye en prenant sur mon invalidité ! Pour la cuisine, je ne me lance plus dans des recettes pharaoniques, où alors, j'ai l'aide de mes filles. Ma famille sait parfaitement qu'il me faut des temps de repos dans la journée.

Quelles sont vos attentes ?

Les médecins qu'on s'en va consulter lorsqu'on souffre, prennent rarement le temps d'expliquer au malade sa maladie. À partir du moment où ils ont fait le diagnostic, le patient est " largué ". Les services hospitaliers ne disposent pas de moyens de faire un suivi, puisque la maladie n'est pas reconnue par le ministère de la Santé : pas de budget, pas de personnel. Bref, après le malade gère comme il peut, avec un " kiné ", et les moyens du bord.

☑ **VOTRE MESSAGE**

Aux malades, je dirais : Changer de vie n'est pas facile, mais indispensable.

Aux personnes non malades : Essayez de vous mettre à la place de la personne, c'est très difficile, certes, mais, au moins, ayez de la compréhension.

Aux " autorités " : Le manque de prise en charge sociale, dû à la non-reconnaissance du syndrome de fibromyalgie, rend très aléatoire la poursuite d'une activité professionnelle. Il faudrait pouvoir bénéficier de postes à mi-temps, mais pouvoir garder un salaire décent. Je parle de vrais mi-temps, c'est-à-dire qu'il n'y soit pas question de productivité quotidienne indispensable, qu'il ne s'agisse pas de faire plus en moins de temps !

Le manque de prise en charge médicale et de suivi par les services hospitaliers entraîne un nomadisme médical, qui entraîne des dépenses de santé énormes pour la Sécurité sociale et pour les malades ! Une prise en considération de notre maladie par les instances médicales éviterait les longs parcours, et ferait aussi avancer la recherche médicale. Pour le moment, seuls deux laboratoires font des essais thérapeutiques. Il n'y a pas de programme officiel !

Mark, 48 ans, Texas (U.S.A.) Directeur des ventes chez un concessionnaire automobile

Quand votre fibromyalgie a-t-elle été diagnostiquée ?
À l'automne 2002. Les symptômes que j'avais m'ont fait penser à la fibromyalgie. Le médecin de la douleur que j'ai consulté a confirmé mes soupçons.

Combien de médecins aviez-vous consultés avant de savoir ?
J'en avais consulté trois. Ils étaient tous d'accord sur le fait que je souffrais de quelque chose, mais ils n'avaient aucune idée de ce que c'était. Je me suis donc mis à me documenter sur les maladies qui pouvaient présenter les symptômes que j'avais. J'ai cherché et j'ai fini par me dire que je devais avoir une fibromyalgie.

Quand ont débuté douleurs et fatigue ?
Tout a commencé après une mauvaise bronchite que j'ai eue en février 2002. En mai, je me suis senti fatigué et j'avais mal partout. Cet état n'a fait qu'empirer avec le temps.

Quel type de médicaments prenez-vous ?

J'ai commencé par prendre un antalgique*, à raison de trois à quatre comprimés par jour. Mais les douleurs continuaient de s'aggraver, alors j'ai dû changer d'antalgique. Je prends ce médicament quatre fois par jour et je prends aussi un analgésique-antipyrétique* deux à quatre fois par jour.

Faites-vous d'autres choses pour aller mieux ?

Je me suis décidé à essayer de manger plus sainement. Je me suis rendu compte que lorsque je consommais de la viande de porc, je me sentais plus mal encore. Je mange très peu de viande rouge et j'évite le porc. Je prends beaucoup de compléments alimentaires vitaminés. J'essaie de manger plus de fruits, de légumes et des céréales complètes. Ce régime ne m'est pas prescrit par un nutritionniste. C'est moi qui expérimente tout seul des choses.

Je fais des étirements sous une douche chaude le matin pour démarrer. Je vais chez le chiropracteur* pour des ajustements, et on me fait de l'électro-acupuncture sans aiguille et un massage complet du corps pendant une heure toutes les deux semaines.

Votre état continue-t-il d'empirer ?

Il semble que la douleur se soit stabilisée maintenant.

---

* antalgique : médicament qui calme la douleur.

* Analgésique-antipyrétique : médicament qui rend insensible à la douleur et fait tomber la fièvre.

* Chiropracteur : médecin qui soigne par la chiropraxie (ou chiropractie, chiropractique), une science et profession manuelle de santé qui cherche à décrypter le langage du corps et intervient sur le malade par " ajustements ", c'est-à-dire par manipulations, au niveau du bassin, des vertèbres, du crâne, des articulations périphériques, des tissus mous et des organes. Cette gestuelle indolore procure un bien-être par relâchement du corps.

Que ressentez-vous exactement ?

La douleur est celle qu'on ressent quand on s'est entraîné vraiment avec acharnement et qu'on a fait travailler des muscles qu'on n'a pas l'habitude d'utiliser. Ce n'est pas une douleur aiguë comme un coup de poignard. J'ai mal en profondeur dans les muscles et au niveau des articulations. Dans le dos, j'ai cette douleur qui part du milieu et me prend jusqu'au bas du dos, au niveau de la colonne vertébrale. Les fessiers sont douloureux, les hanches, les cuisses, les mollets et les pieds. La fatigue est envahissante : je me sens faible et fatigué la plupart du temps. Même les médicaments contre la douleur n'agissent que quelques heures dans la journée, pendant lesquelles je me sens bien et libéré de cette fatigue. Mais au bout d'une ou deux heures, après la prise d'analgésiques, la douleur revient à pas de loup et augmente peu à peu.

La douleur et la fatigue s'intensifient-elles à certains moments ?

Oui, quand je mange trop de viande, ce qui n'arrive pas souvent. Mais surtout quand le temps tourne au froid, à l'humidité et à la pluie. Le matin, j'ai du mal à me lever. J'ai le corps raide et douloureux.

D'autres membres de votre famille sont-ils fibromyalgiques ?

Oui, mon épouse l'est aussi.

Quelle fut la réaction de votre famille face à votre maladie ?

Les membres de ma famille qui sont au courant, ont été très surpris par mon état, parce que j'avais toujours été en bonne santé et plein de vie. Je pense que ma famille comprend ce dont je souffre, mais je reconnais que c'est une maladie difficile à comprendre.

Ma mère et mon épouse prient beaucoup pour moi.

Quels sont vos sentiments vis-à-vis de votre maladie ?

Elle est très difficile à accepter. Je continue de me documenter à son sujet. Je m'efforce de trouver des solutions pour aller mieux et je voudrais en trouver pour faire cesser la maladie. Cette " fibro " ne m'effraie pas, mais elle me déprime parfois et elle me met en colère. Je ne l'accepte pas comme faisant partie de moi, je la déteste.

Quel a été l'impact de votre maladie sur votre vie privée ?

Les travaux que j'arrive à faire à la maison et dans le jardin représentent juste un quart de ce que je faisais par le passé.

Le matin, une heure avant de me lever, je dois prendre un analgésique pour avoir la force de me lever et de me bouger !

Le simple fait de vivre " au ralenti " m'a fait prendre 16 kilos ces deux dernières années ! Jusqu'à l'âge de 46 ans, je n'avais jamais pesé plus de 70 kilos ; aujourd'hui, je pèse un peu plus de 86 kilos !

Quel a été son impact sur votre vie professionnelle ?
Je n'ai plus l'énergie de courir ici et là comme avant. Je fais beaucoup plus attention à la quantité de travail que je fournis, car mon état de fatigue en dépend. S'il fait très mauvais (un temps froid et humide) et que je me sente encore plus mal, eh bien, je téléphone au travail pour dire que je ne viendrai pas, ou bien je vais au bureau juste pour deux ou trois bricoles.
Je dois faire de très gros efforts pour rester agréable, joyeux, amical avec mes collègues et les clients.

La fibromyalgie a-t-elle bousculé votre vie sociale ?
Je ne fréquente plus autant de monde qu'avant. Je n'aime plus sortir comme avant. Je n'arrive plus à marcher ou à rester debout très longtemps. J'aimais vraiment sortir et m'amuser, rencontrer des gens… Maintenant, mon activité professionnelle me pompe toute l'énergie que je peux rassembler, alors, quand je suis de retour à la maison, je suis incapable de faire autre chose que me reposer. Je suis bien trop fatigué pour sortir, ou même parler à quelqu'un !

Êtes-vous en lien avec d'autres malades, hormis votre épouse ?
Je suis allé à la Fibromyalgia & Fatigue Clinic de Houston, la ville où j'habite. Mais ce centre de soins, où j'aurais pu rencontrer d'autres malades, ne fait pas partie du réseau de partenaires de ma compagnie d'assurance, alors j'ai renoncé à m'y rendre régulièrement, parce que les soins ne seraient pas pris en charge par mon assurance et ils me reviendraient trop chers.

Estimez-vous que les médecins expliquent correctement à leurs patients ce dont ils souffrent ?
Ils ne savent pas vraiment nous expliquer ce qu'est la fibromyalgie, parce qu'ils n'en connaissent pas l'origine et les causes. Rien n'est vraiment proposé pour nous aider, physiquement et psychologiquement. Tout cela pourrait être amélioré ! Selon moi, les centres de soins spécialisés en fibromyalgie et les chiropracteurs restent, en Amérique, ce qui offre le meilleur soutien aux malades.

Ressentez-vous le besoin d'un soutien psychologique ?
Non, pas spécialement. C'est vrai, la maladie peut être très déprimante si vous la laissez faire. Moi, je la garde à l'œil et sous contrôle. Ce qui me procure cette force, c'est ma foi religieuse. Je prie le Seigneur chaque jour. Nous sommes sur cette terre pour un temps très court, nous avons tous des épreuves à traverser. Face à elles, nous avons le choix entre nous effondrer, nous mettre en colère, blâmer les autres et baisser les bras devant la maladie, et apprendre de nos épreuves pour en sortir grandis et plus forts. Oui, la fibromyalgie nous lance un défi, sur le plan psychologique. J'y réponds avec la foi et la force que je puise dans la parole du Seigneur. C'est cela qui m'aide à traverser le temps, à vivre. Si vous voulez, mon psychologue, c'est Dieu !

Qu'attendez-vous de la recherche médicale ?
J'espère que les chercheurs parviendront à déceler la cause de la maladie. À mon avis, elle est sans doute liée à tous ces produits chimiques auxquels nous sommes exposés depuis cinquante ans.

☑ **VOTRE MESSAGE**

À mes compagnons d'infortune, je dirais qu'il leur faut lire tout ce qu'ils peuvent sur la " fibro ", essayer toutes les bonnes choses naturelles qui pourraient leur faire du bien (manger des fruits et légumes verts, peu de viande rouge), faire de l'exercice, prendre des bains chauds et des douches chaudes, s'étirer, concentrer leur esprit sur d'autres choses que la maladie, rester de bonne humeur, et prier Jésus.

Les gens ont du mal à comprendre que nous pouvons être malades, parce qu'en majorité, nous avons l'air en bonne santé, vu de l'extérieur. Mais souffrir de cette maladie, c'est un cauchemar que je ne souhaiterais même pas à mon pire ennemi. Et ce n'est pas une création de notre esprit ni de notre imagination ! Cette maladie nous dérobe notre vie. Elle nous rend aussi difficiles à vivre, parce que nous sommes irritables à cause d'elle. Parfois, une simple conversation avec quelqu'un peut s'avérer trop pénible, parce qu'elle demande trop d'énergie. Je ne crois pas qu'on puisse faire semblant de souffrir à ce point : non, la fibromyalgie n'est pas une maladie imaginaire ! La douleur est trop réelle. C'est déplaisant d'être constamment mal dans sa peau et en souffrance. Essayez donc d'imaginer ce que vous ressentiriez le lendemain d'un dur entraînement si vous n'aviez fait aucun exercice pendant des mois ! Et imaginez ce que c'est, que de se sentir ainsi presque tous les jours et depuis des années, sans savoir si la douleur prendra fin un jour. Et songez à ce que c'est, que de devoir se lever le matin pour aller au travail cinq ou six jours par semaine. Cela vous pompe toute votre énergie et quand vous rentrez à la maison, vous êtes si fatigué, si achevé, que vous ne pouvez rien faire d'autre que rester assis, couché ou dormir !

Dominique, 46 ans, Puy-de-Dôme
Journaliste

Quand votre fibromyalgie a-t-elle été diagnostiquée ?
À la fin de 1999, par un docteur spécialisé dans la médecine physique et de réadaptation, vers lequel mon médecin généraliste m'avait envoyée. C'est lui qui, après avoir demandé que soient pratiqués divers examens, a prononcé le mot. J'ai été très contente de pouvoir enfin mettre un nom sur mon mal, parce qu'il était désormais prouvé que je n'inventais rien, que je n'étais pas folle !

Comment tout avait commencé ?
J'ai toujours été fatiguée. Déjà dans mon enfance, je me couchais tôt car j'avais besoin de beaucoup de sommeil. J'étais aisément fatigable. J'avais des douleurs dans les jambes.
En 1994, pour une raison mystérieuse, j'ai eu une période de fatigue intense. Mon médecin a pensé qu'il s'agissait peut-être d'une mononucléose. Or, les examens n'ont rien donné. J'ai continué d'être très fatiguée, surtout quand je rentrais chez moi après le travail. J'allais voir mon généraliste qui faisait faire des analyses de sang, rien de plus. Il me prescrivait des traitements de paracétamol qui ne servaient à rien. Même les analgésiques classiques ne marchaient pas sur moi ! Le médecin restait très dubitatif. Il ne me croyait

pas. Heureusement, il m'a tout de même adressée à cet autre médecin qui voyait beaucoup de sportifs.

À quels endroits ressentiez-vous des douleurs ?

Elles ont toujours été à peu près aux mêmes endroits : la base de la tête, le cou, les épaules, les omoplates, les bras. J'avais aussi un peu mal aux hanches et aux genoux.

Que vous a-t-on prescrit ?

Le médecin qui a diagnostiqué la maladie m'a finalement très mal expliqué ce que c'était que cette fibromyalgie. Il m'a dit que les douleurs musculaires et l'épuisement physique étaient ses caractéristiques. Il m'a néanmoins envoyée au Centre antidouleur du CHU de Clermont-Ferrand au printemps 2000. Là, on m'a mieux informée sur ma maladie. J'ai été prise en charge par une équipe réunissant un médecin, un rhumatologue, un acupuncteur, un kinésithérapeute.

L'acupuncteur m'a appliqué des bâtons d'armoise incandescents contre la peau afin de me redonner de l'énergie. Après un peu plus de six mois de ce traitement, je ne ressentais toujours aucune amélioration. Nous l'avons arrêté.

Le " kiné " de l'hôpital m'a adressée à un autre kinésithérapeute qui pratiquait à son cabinet l'ostéopathie et le drainage lymphatique. Il a été mon psychologue. J'ai beaucoup parlé avec lui. Il m'a fait découvrir plein de choses sur moi, m'expliquant que le corps et l'esprit sont un et que des expériences mal vécues, des traumatismes, peuvent avoir des conséquences sur le corps. Ce " kiné " qui travaille avec le Centre antidouleur, est toujours le mien : je vais toujours le voir, aujourd'hui. Il explique la fibromyalgie

comme " un phénomène de saturation ". Cette formule résonnait bien pour moi. Je suis une personne qui encaisse beaucoup, qui emmagasine les rancœurs, les frustrations ; j'ai toujours été une enfant très sage, je n'ai pas fait de crise d'adolescence, j'ai beaucoup réprimé de choses, je n'ai pas dit, je n'ai pas fait. Un jour, à l'âge de 40 ans, il a fallu que tout cela explose et cela s'est fait par le corps. Il a dit : " Non ! "
J'ai un traitement médicamenteux. Je prends un antidépresseur (13 gouttes par jour) qui décontracte les muscles. Comme j'avais l'impression que le médicament n'avait guère d'effet, j'ai voulu l'arrêter, mais mon état a empiré, alors j'ai repris le médicament. Mais je ne vais jamais au-delà de 25 gouttes. Cet antidépresseur n'a pas d'effet secondaire sur moi.
Je prends aussi un médicament associant le paracétamol et un morphinique : un cachet le matin, un le soir. Mais je n'y recours que si j'ai très, très mal, parce qu'il provoque des vertiges et des troubles digestifs. Il me rend vaseuse toute la journée.

Faites-vous d'autres choses pour aller mieux ?
J'avais entamé une psychothérapie. C'est mon " kiné " qui m'avait donné les coordonnées d'un psychothérapeute, car je lui avais demandé s'il pensait que je devrais en consulter un. Je suis allée pendant six mois chez cette thérapeute, mais j'avais du mal à la suivre, à comprendre certaines choses, alors, j'ai interrompu la thérapie. Je pense que je devrais en reprendre une, à condition de trouver une formule qui me convienne.
Pendant deux ans, j'ai fait de la sophrologie. C'était un cours collectif auquel j'allais une fois par semaine. Cela me faisait beaucoup de bien. Durant au moins une heure, je me décontractais totalement. À la fin de la séance, on parlait.

Cet échange était intéressant. La sophrologie m'apportait un soutien mental. Elle m'apaisait. C'était un vrai moment de calme hors de la maison – où l'on ne se repose jamais vraiment ! Hélas ! l'horaire de ce cours ne correspondait pas avec mes horaires de travail, j'arrivais en retard, et j'ai dû me résoudre à arrêter d'y aller.

Avez-vous cherché à vous documenter par vous-même ?
Sur le coup, en 1999, non, je n'ai pas cherché. Mais en 2000, dans le journal local, j'ai lu, par hasard, l'annonce d'une conférence organisée par l'Association des fibromyalgiques d'Auvergne. J'ai adhéré à cette association, je suis allée à cette conférence. J'ai, par ce biais, obtenu une foule d'informations, d'articles, de références sur la fibromyalgie.

Vos douleurs deviennent-elles plus intenses dans certaines situations ?
Oui, quand je travaille trop, quand je suis énervée, agitée (lorsque je dois me dépêcher), quand je ne dors pas assez. Elles s'intensifient aussi quand j'ai beaucoup conduit la voiture, quand j'ai porté des choses lourdes (après les courses, par exemple), quand j'ai accompli quelques tâches ménagères. Tout ce qui sollicite mes membres et tout ce qui sollicite le mental – les inquiétudes, personnelles ou liées au travail – aggravent les douleurs et la fatigue. Comme j'ai des horaires fixes (pour le journal radio, par exemple), il y a toujours un gros coup de collier à donner à certaines heures ; cela n'arrange jamais mon état. J'ai donc intérêt à avoir une vie régulière autant que possible, sinon, la situation empire.

Des fibromyalgies ont-elles été diagnostiquées dans votre famille ?

Non, mais ma mère avait un terrain douloureux, et mon père avait des douleurs aux jambes.

Quel est votre rapport à la maladie ?

Ma maladie m'a déprimée. Quand le docteur m'a annoncé ce que j'avais, j'ai lâché prise, parce que ma maladie était enfin reconnue et que je n'avais plus à faire semblant d'être forte, parce que les autres pensaient que j'avais une maladie imaginaire. Je n'ai pas travaillé pendant trois mois. J'étais seule à la maison. Le médecin ne m'avait prescrit aucun médicament, alors, j'étais désemparée. Mais après mon entrée au Centre antidouleur du CHU, j'ai repris le dessus.

Je subis cette pathologie et, à la fois, je lui dois beaucoup. Elle m'a permis de faire le point sur mon parcours personnel, de m'autogérer, de comprendre plein de choses sur moi. La fibromyalgie est, certes, pénible au quotidien, mais son effet n'est pas totalement négatif. Il y a " avant la maladie " et il y a " après " : avant, j'étais perfectionniste, je voulais être parfaite à la maison comme au travail ; après la venue de la maladie, j'ai appris à m'économiser, mais pas de façon suffisante, parce que j'en fais encore trop, et quand la grosse crise est là, je me dis que j'aurais dû le prévoir, sachant désormais où sont mes limites. Je me connais beaucoup mieux aujourd'hui.

Avez-vous reçu le soutien de votre famille ?

Avant le diagnostic, je n'étais pas du tout comprise par mon mari. Lorsque je lui disais que j'avais mal, que j'étais fatiguée, il me disait : " Tu t'écoutes pousser les cheveux ! " C'était dur, car je n'avais personne avec qui parler de ce que je ressentais.

Après le diagnostic, mon mari a reconnu que j'avais, en effet, un problème de santé. Je me suis autorisée, à ce moment-là, à être vraiment malade et à ne plus faire semblant d'être en bonne santé. J'ai de la chance : mon mari a pris le relais, il fait plein de choses : il se charge des courses, passe l'aspirateur, nettoie les carreaux. Quant à la cuisine, je m'en charge.

Parlez-vous volontiers de votre maladie ?

Oui. Je ne l'ai pas du tout cachée, à partir du moment où elle a été diagnostiquée, parce que, pendant si longtemps, j'avais eu l'impression de ne pas être comprise. J'en ai donc parlé sur mon lieu de travail et à mes amis. J'ai expliqué quelles étaient mes limites. Mes collègues sont au courant, toutefois, je ne crois pas qu'ils comprennent vraiment, parce que je n'ai pas l'air malade, ma maladie ne se voit pas sur mon corps.

Quelle influence votre maladie a-t-elle sur votre travail ?

Je ne mets pas en avant ma maladie pour éviter de faire quelque chose. Elle n'est pas un prétexte pour moins travailler. Je mets un point d'honneur à réaliser ce qu'on me demande. Par exemple, récemment, j'ai dû faire un sujet sur la grippe aviaire : je suis restée debout dehors sous le crachin pendant longtemps et j'en ai " bavé ". Mais, je l'ai fait quand même, parce que je savais que le week-end arrivait et que je pourrais me reposer. Je ne veux pas avoir de passe-droit. Je fais tout ce que je peux.

Toutefois, je dis à mes collègues que je dois faire attention à ne pas me surmener. Heureusement, j'ai un chef qui semble comprendre et me protège un peu. Mais quand j'ai trop donné et que je n'ai pas une bonne tête le lendemain, mes collègues voient bien que j'ai des limites.

Travaillez-vous à temps plein ?

Non. Mon fils est né en 1996. Deux ans après, j'ai obtenu " un 80 % " pour le travail. Et, avec l'arrivée de cette fibromyalgie, j'ai conservé ce temps partiel, je n'ai pas demandé à reprendre mon travail à temps plein. J'ai conscience que je suis une privilégiée : j'ai beaucoup de vacances, de journées de RTT*, qui me permettent de me requinquer.

Votre maladie a-t-elle eu un impact sur votre vie sociale ?

Pendant longtemps, j'ai eu tendance à limiter mes relations sociales. Il m'était compliqué de sortir le soir, surtout si je travaillais le lendemain. J'avais tendance à fuir les gens. Je n'avais pas envie de voir du monde.

Cependant, l'entrée dans l'association de fibromyalgiques m'a " reboostée " et m'a redonné une vie sociale importante. J'ai beaucoup plus d'amis qu'auparavant. Et puis, par mon métier, je vois aussi beaucoup de monde. Certains collègues sont également des amis et je les vois en dehors du travail.

La fibromyalgie ne m'a pas coupée des gens. Au contraire : elle m'a plutôt ouverte sur les gens.

Votre maladie pèse-t-elle financièrement sur votre budget ?

Non. Lorsque j'étais au Centre antidouleur du CHU, je bénéficiais d'une prise en charge à 100 %. Mes séances de kinésithérapie sont entièrement remboursées par la Sécurité sociale et ma mutuelle.

---

* Réduction du temps de travail.

Elles me sont prescrites par mon médecin généraliste sans difficulté. J'ai des ordonnances pour vingt séances ; je vais chez le " kiné " une fois par semaine ou tous les quinze jours. Je sais que je suis privilégiée, parce que je travaille, que j'ai un conjoint qui comprend, que je n'ai pas de soucis matériels, que je bénéficie de beaucoup de congés dans mon emploi.

Quelles sont vos attentes ?

J'aimerais bien qu'on décrypte un peu mieux la maladie. Je sais qu'il y a quelques recherches dans ce domaine-là. J'aimerais en savoir plus sur les pistes hormonales et génétiques qu'on met en avant.

☑ **VOTRE MESSAGE**

On peut vivre avec la fibromyalgie. On peut faire avec, à condition d'accepter son état et de bien se connaître. On peut faire avec ses difficultés, mais cela requiert de bien savoir se gérer. Il faut se dire que, lorsqu'il y a des bas, il y a des hauts également.

Il faut se dire qu'on n'est pas des victimes. On ne doit pas agresser les autres, même si on est déprimé.

Mon discours correspond à la situation de vie qui est la mienne. Je reconnais que, dans mon malheur, j'ai de la chance. D'autres malades ont sans doute une approche différente parce que moins privilégiés que moi. J'en suis très consciente.

Claude, 51 ans, Haut-Rhin Responsable de la communication et du marketing

Quand votre fibromyalgie a-t-elle été diagnostiquée ?
En février 1995, par un docteur en médecine interne au CHU de Besançon.

Avez-vous consulté plusieurs médecins avant le diagnostic ?
À l'époque, j'avais déjà eu quelques gros problèmes de santé, j'étais donc déjà connue du service de médecine interne de l'hôpital de Colmar et nous avions fait une batterie complète de tests, plus une biopsie musculaire car les symptômes évoquaient un lupus, ou une polyarthrite, ou une myopathie mitochondriome ou une sclérose en plaque. J'ai eu la chance d'être crue au sujet de mes symptômes de douleurs et de fatigue, par mon généraliste et par l'interniste. Mais j'ai aussi rencontré des médecins qui me disaient : " Tout cela est dans votre tête, chère Madame... " et qui ne voulaient pas se casser la tête avec ce qu'ils ne comprenaient pas !

Depuis quand exactement ressentez-vous ces douleurs ?

J'ai commencé à les ressentir en 1990, un peu plus d'un après la naissance de ma fille, précédée par une grossesse catastrophique. Cependant, jusqu'en 1991-1992, j'ai été une femme active, mère de deux enfants, très sportive.

Et puis les douleurs sont devenues de plus en plus violentes, de plus en plus intenses. Elles se sont accompagnées d'une réduction impressionnante de l'activité physique : parfois, je restais alitée deux ou trois jours. Les douleurs pouvaient se greffer sur toute pathologie infectieuse, sur mes règles, sur une fatigue intense, un mauvais sommeil, un mauvais réveil. La lente spirale vers le bas... J'ai été hospitalisée et la recherche du diagnostic a été longue.

Pouvez-vous décrire vos douleurs ?

Ca brûle, ça broie, ça déchire, ça " pulse ", ça foudroie, ça transperce, ça tord. Il y a des crampes, des contractures. Ca ressemble à un rhumatisme généralisé, à une tendinite, à une névrite, à une entorse. L'image la plus parlante serait de s'imaginer être à la place d'une voiture dans une casse : on se sent pris comme dans une presse qui vous mettrait en lingot !

Sont-elles plus intenses à certaines périodes, dans certaines conditions ?

Oui : le froid, l'humidité, l'hiver, la fatigue, le stress les favorisent.

Quels traitements avez-vous suivis ?

J'ai eu des traitements médicamenteux : analgésiques, dérivés morphiniques, morphine, myorelaxants...

Je suis aussi allée chez le " kiné " pour de la rééducation à l'effort. La kinésithérapie m'a octroyé une période de rémission de trois ans : de 1996 à 1998, la maladie a semblé régresser, les douleurs s'étaient stabilisées.

J'ai également suivi une psychothérapie de soutien pendant cinq ans, qui m'a aidée à assumer ma perte de dynamisme physique et qui m'a confirmé que tout cela, ces douleurs, cette fatigue, ne se passait pas dans ma tête ! J'ai fait aussi de la thérapie cognitive et comportementale, de l'hypnose ericksonienne. Je suis allée en cure thermale.

Quel est votre traitement actuel ?

Je prends des analgésiques et des myorelaxants.

Que faites-vous pour aller mieux, en sus de votre traitement ?

Je me repose beaucoup. J'essaie d'éviter les facteurs qui déclenchent les crises ou de m'en protéger : le froid, les efforts trop violents, la fatigue excessive.

Pensez-vous que la maladie soit liée à un événement particulier ?

La maladie de Lyme a été l'élément déclencheur de cette fibromyalgie.

Estimez-vous que les médecins vous ont bien expliqué votre maladie ?
Pas de problème de ce côté : j'ai toujours eu des rapports privilégiés avec mes médecins, mais je suis une exception à la règle, je crois.

Votre maladie vous déprime-t-elle ?
Non. J'ai dépassé ce stade. J'ai repris ma vie en main.

En parlez-vous autour de vous ?
Oui, parce que cette maladie fait partie de ma vie et devient une fonction de base comme boire, manger, respirer. Je dois prévoir mes sorties, mon niveau d'énergie ayant baissé et mes capacités musculaires aussi. Je suis obligée de m'adapter à ce que me dit mon corps. Ma famille et mes amis y sont habitués.

Vous sentez-vous comprise par votre entourage ?
Oui, je suis comprise et aussi soutenue par mon entourage.

Vous êtes-vous documenté seule sur votre maladie ?
En tant qu'ancienne déléguée médicale, j'ai une certaine facilité à lire les articles médicaux. Donc, oui, je me documente sur tout ce qui touche à la fibromyalgie.

Êtes-vous membre d'une association de malades ?
Oui.

Quel a été l'impact de la maladie sur votre vie professionnelle ?

J'ai perdu deux fois mon boulot. La première fois, j'étais salariée ; la seconde, j'avais créé mon entreprise. Un matin de février 1999, je n'ai pu me lever : j'étais une statue de douleurs, de crampes et de contractures ; je ne pouvais plus bouger sans hurler (avec retenue toutefois, au regard de ma bonne éducation). Cela a duré trois jours ! C'était le début de la victoire de la maladie, car les crises se sont rapprochées, multipliées, intensifiées. Jusqu'à la cassure définitive, le trou noir ! Si bien que j'ai dû vendre mon entreprise. C'était en juillet 1999 !

Pendant deux ans, j'ai passé mon temps en allers et retours lit-canapé par la face nord de la salle à manger ! Heureusement, j'ai pu, en me bagarrant, remonter la pente, marche par marche, avec parfois des rechutes. J'ai repris mes études en 2003 pour passer un diplôme (BTS de webmasteur) d'informaticienne de communication, que j'ai obtenu avec mention assez bien. Je rebosse depuis avril 2005, c'est mon choix.

La maladie vous empêche-t-elle de pratiquer certaines activités ?

Oui. Elle m'invalide et m'empêche de faire du sport, du ski, de la danse, de la randonnée, comme " avant ".

☑ **VOTRE MESSAGE**

Aux malades, je dirais : accrochez-vous ! Ce n'est pas de votre faute si vous êtes tombés malades. Prenez-vous en main, c'est 50 % du traitement. Il ne faut surtout pas perdre courage, car demain est toujours porteur de mieux. Je lève mon verre d'antalgique et je porte un toast à nous tous, fibromyalgiques !

Aux autres, un seul conseil : ayez l'esprit ouvert !

Christine, 54 ans, Valais (Suisse) Aide-soignante

Quand votre fibromyalgie a-t-elle été diagnostiquée ?
Un pneumologue que j'avais consulté l'avait suspectée. Mais c'est un rhumatologue qui l'a diagnostiquée en 2000.
Sur une période de trente-trois ans, j'ai consulté de douze à quinze médecins. Ils étaient incrédules. J'avais droit à des haussements d'épaules. Ils étaient complètement indifférents à ces douleurs que je leur décrivais.

Comment étaient/sont ces douleurs ?
La douleur est souvent tétanisante. Ce sont des douleurs diffuses et persistantes dans tout le corps. Ce dernier semble pris dans un carcan de pierre. J'ai des douleurs pesantes au niveau de la colonne vertébrale, qui se répercutent dans la nuque et le crâne. J'ai des maux de tête, des douleurs dans la mâchoire et les dents. J'ai des sensations de brûlures, surtout au niveau du bassin, des pieds, des jambes et de bras. J'ai le corps raide, surtout au réveil. J'ai de plus en plus de difficultés à me lever, parce que mes articulations sont douloureuses. J'ai une sensibilité anormale au froid comme au chaud, avec des crampes envahissantes dans les intestins, des insomnies, un épuisement. J'ai l'impression d'être une carcasse prise dans du béton armé.

Depuis quand les ressentez-vous ?

Depuis l'âge de 17 ans, les douleurs sont un réel handicap. Auparavant, elles étaient déjà existantes, mais superficielles, et je mettais ce mal-être sur le compte d'une scolarité ennuyeuse.

Le degré de la douleur évolue-t-il ?

Les douleurs sont là quotidiennement, elles ne me laissent que peu de répit. Elles peuvent être plus fortes lors d'un simple déplacement en voiture, sur 50 km par exemple, ou parce qu'un imprévu est venu se greffer au programme de la journée. Quand je suis agacée, la douleur est plus vive aussi.

Les douleurs sont identiques depuis trente-sept ans. La fatigue s'est amplifiée. Je fais plus de confusions, dans le langage et la gestuelle, que par le passé. J'ai également plus de difficultés de concentration et moins de résistance psychique face à la douleur.

Le surgissement de ces douleurs peut-il être lié à un événement particulier ?

J'y ai réfléchi et j'ai deux pistes. La première pourrait être psychologique : en effet, je suis un enfant " de remplacement " parce que je suis née tout de suite après le décès du premier enfant de mes parents. Je suis peut-être restée dans l'ombre de cet enfant mort, avec un souci identitaire.

Par ailleurs, j'ai été victime d'une hydrocution à l'âge de 13 ans au cours d'une baignade. J'ai été hospitalisée.

La fibromyalgie était-elle connue dans votre famille ?
Non.

Quels traitements avez-vous suivis ?
J'ai eu des traitements médicamenteux : analgésiques, antidépresseurs. J'ai eu des traitements homéopathiques, des massages en physiothérapie. Je suis allée voir du côté des " médecines douces ". J'ai fait de la gymnastique aquatique, pris des bains thermaux, etc.

Quel est votre traitement actuel ?
Je prends un médicament du groupe des benzodiazépines, qui améliore la qualité de mon sommeil. Ponctuellement, je prends des anti-douleurs qui ont peu d'effets positifs : la douleur s'atténue pendant deux heures au maximum.

Quels sentiments nourrissez-vous vis-à-vis de la maladie ?
Quand une douleur persistante perturbe nos désirs, nos projets, nos envies et nos agissements, nous doutons de nous-mêmes et régulièrement, la déprime s'installe. Oui, ma maladie me déprime.
La colère est souvent présente, mais surtout, je culpabilise beaucoup.

Parlez-vous de votre maladie autour de vous ?
Si une personne me demande pourquoi je ne travaille pas, j'essaie d'expliquer ma maladie. Mon interlocuteur est

souvent peu convaincu, parce que j'ai bien deux bras, deux jambes et souvent un grand sourire, et que je n'ai pas l'air malade !
Notre douleur sera toujours invisible et pas contagieuse, même si nous avons envie de la crier. L'autre ne pourra pas se l'approprier, il ne pourra donc pas la comprendre, c'est normal. Ainsi, je ne parle que très peu de ma fibromyalgie.

Ressentez-vous le besoin d'un soutien psychologique ?
Oui, j'estime qu'un soutien psychologique est important. La fibromyalgie nous met souvent dans des situations critiques : manque de confiance en soi, manque d'estime de soi, culpabilité, isolement, etc. Toutes ces interrogations, ces doutes, s'ils sont partagés avec et écoutés par un spécialiste, ne peuvent qu'améliorer notre situation.

Êtes-vous membre d'une association de fibromyalgiques ?
Oui, je suis membre de l'Association suisse des fibromyalgiques et je suis responsable d'un groupe régional depuis 2002 dans ce cadre associatif.

Quel a été l'impact de la fibromyalgie sur votre vie privée ?
Tout au long de ma vie d'adulte, les douleurs et les questions restées sans réponse au sujet de la maladie (avant le diagnostic), ont perturbé mes relations avec mes proches. J'ai souffert de l'incompréhension de mon entourage : j'ai fait l'expérience de deux divorces. En ce qui

me concerne, le manque total de confiance en moi et en mes capacités, a détruit ma vie privée.
Dans un premier temps, je pense que l'entourage comprend, mais il ne retient pas le fait que ces douleurs bousculent perpétuellement notre fonctionnement. À notre grand tort, nous, fibromyalgiques, montrons une image positive de nous, nous faisons de la " simulation à l'envers ".

Quelle a été l'influence de la maladie sur votre vie professionnelle ?
J'ai été formée aux Beaux-Arts. Je voulais être décoratrice. Mais j'ai dû abandonner ma formation en dernière année, à cause des douleurs et de la fatigue. Et puis je me suis mariée…
J'ai travaillé dans divers secteurs professionnels, parce que je souhaitais travailler, être comme les autres. À chaque fois, ce fut un échec. Pour des raisons financières, j'ai dû me remettre à travailler : j'ai travaillé cinq ans dans les milieux hospitaliers. C'est à la fin de cette période que le diagnostic a été établi. Heureusement pour moi, car j'étais à bout de résistance !
Actuellement, je suis à " l'AI " (assurance invalidité) et je perçois une rente invalidité. Mais cette rente ne m'est pas octroyée pour ma fibromyalgie, mais pour autre chose, car, en Suisse, la fibromyalgie n'est pas reconnue comme maladie invalidante, ou très peu (on peut toucher 20 % d'une rente, c'est tout).

Avez-vous conservé une vie sociale ?
Non. À part les contacts que j'ai au sein de l'association, ma vie sociale est inexistante.

Votre maladie vous empêche-t-elle de faire certaines activités ?
J'ai essayé de maintenir diverses activités, comme le yoga et la peinture, mais la fibromyalgie et sa panoplie de symptômes m'ont fait baisser les bras pour beaucoup de choses.

Souffrez-vous de solitude à cause de la maladie ?
Oui. Aujourd'hui, mon dernier fils vit encore avec moi. Il comble cette solitude qui a envahi sournoisement ma vie.

Avez-vous cherché à vous documenter par vous-même ?
Oui, j'ai recueilli beaucoup de documentation. J'ai lu deux ou trois ouvrages sur la douleur. Toutes mes lectures m'ont aidée à surmonter un pan de vie très difficile, surtout avant le diagnostic.

Votre médecin est-il très à l'écoute aujourd'hui ?
Absolument ! Mon médecin actuel est à l'affût du moindre renseignement sur la fibromyalgie.

Que faites-vous pour améliorer votre état ?
J'essaie de planifier une journée après l'autre. J'essaie de faire ce que je veux sans me culpabiliser. Je fais en sorte d'avoir une alimentation saine. Je me ménage des plages de repos dans la journée. Je marche pratiquement tous les jours.

Avez-vous des attentes particulières ?

Peut-être la pilule " miracle "... J'aimerais qu'une information sur cette maladie soit donnée à tous les médecins. En effet, certains ignorent ou veulent ignorer cette maladie. Les médecins devraient tous prêter une oreille attentive à leurs patients.

Je souhaiterais que nous ayons à notre disposition un traitement adéquat et non une kyrielle de médicaments avec leur cortège d'effets indésirables et finalement peu d'effet sur la douleur.

" Avant l'amour, l'homme a besoin de reconnaissance. " Je ne sais plus qui a dit cela, mais c'est très vrai.

☑ **VOTRE MESSAGE**

Nous souffrons de fibromyalgie, mais nous ne sommes pas égaux face à cette maladie. Nous avons des expériences diverses des difficultés matérielles, sociales, affectives, et de la douleur. Alors, ne jugeons pas l'autre ! Soyons unis et revendiquons ensemble la reconnaissance de notre maladie qui est un véritable handicap. Pensons aussi à la nouvelle génération qui, du jour au lendemain, peut être atteinte de ce syndrome : œuvrons pour que celle-ci puisse avoir des traitements adéquats et vivre une vie sociale et privée de la meilleure façon qui soit.

La fibromyalgie existe. Je voudrais dire aux non-fibromyalgiques : Ne nous mettez pas sur le dos des étiquettes qui " tuent ", du genre " malades imaginaires ". Ne fuyez pas, nous avons besoin de vous, de vos sourires. Essayez de nous comprendre et nous serons les meilleurs amis du monde. Finalement, nous ne sommes guère différents de vous : nous savons rire aussi et nous rirons ensemble. Nous serons aussi attentifs à vos propres douleurs.

Claude, 40 ans, Vaud (Suisse)
Assistant social

Quand votre fibromyalgie a-t-elle été diagnostiquée ?

La première fois que j'ai entendu parler du syndrome de la fibromyalgie, ce devait être en octobre ou novembre 2002. Le diagnostic a été confirmé en mars 2003, en premier lieu par mon médecin traitant, puis par le service d'antalgie de l'hôpital de Morges qui a confirmé le diagnostic.

Avez-vous consulté plusieurs médecins avant le diagnostic ?

Il y a eu mon médecin traitant, un rhumatologue, un spécialiste du service d'antalgie de l'hôpital de Morges et ma psychothérapeute.

Après avoir fait différents examens (IRM, radios, analyses sanguines) et essayé plusieurs traitements (physiothérapie standard, physiothérapie en piscine, divers médicaments), mon médecin traitant a été le premier à me parler du syndrome de la fibromyalgie. Les maladies telles que la sclérose en plaques et d'autres types de maladies rhumatismales ayant été écartées, la fibromyalgie restait la maladie la plus probable. Le médecin faisait une grimace à chaque fois qu'il prononçait ce nom. Quand je lui ai posé la question sur la raison de ces grimaces, il m'a répondu que cette maladie ne se soignait pas ou mal. Que son origine pouvait être multiple et que la médecine était confrontée à des hypothèses diverses, sans autre résultat. Il en était tout désolé. Comme j'avais déjà un passé médical lourd (plusieurs opérations), il ne me souhaitait pas cette nouvelle épreuve.

Le rhumatologue m'avait prescrit toute une série de traitements, avec des médicaments toujours plus forts et des injections intra-articulaires. Mais en voyant le peu de résultats obtenus, il m'a gentiment conseillé de " bien discuter " avec ma " psy ". Ne pouvant rien faire et estimant qu'il avait tout essayé, il n'a plus demandé à me revoir.

Quant au spécialiste du service antalgique, il n'eut pas l'ombre d'un doute sur les symptômes. Il s'agissait bien de la fibromyalgie. Il fut cependant très surpris par l'évolution rapide de la maladie. En une année, près de 70 % du corps était touché. Avec des douleurs permanentes et donc, sans répit.

Avec mon épouse, nous avons beaucoup discuté avec lui et c'était très important pour nous deux de trouver une bonne écoute sur ce que nous vivions. Malheureusement, lui aussi se disait impuissant, pourtant il a bon espoir que nos chercheurs trouvent un traitement adéquat.

Quand cette fatigue fibromyalgique s'est-elle manifestée ?

Ayant fait un " burnout " (une dépression par épuisement) en 1998, j'ai tout d'abord pensé que ma fatigue était due à une rechute. En effet, au travail, j'avais de la peine à me concentrer et j'étais vite fatigué (ce qui ralentissait fortement ma manière de travailler). Travaillant dans un service social spécialisé dans la prise en charge des enfants et des familles (Service de protection de la jeunesse du Canton de Vaud), je fus vite " dépassé ". Un arrêt de travail s'imposait. Cependant, au fond de moi, je ne me sentais pas dépressif comme en 1998, ce que je ressentais était différent.

Quelle a été votre première réaction face à cette fatigue ?

J'ai consulté un psychologue durant cinq mois. Nous avons surtout parlé des problèmes que je rencontrais au travail, mais ce psychologue a dû subir une opération d'urgence pour raison de santé et il m'a confié à une psychiatre qu'il connaissait.
Cette nouvelle prise en charge a débuté quand le diagnostic se faisait plus précis. Après que je lui ai déroulé ma vie et expliqué ce que je ressentais, cette psychiatre m'a dit clairement : " Quand vous irez bien dans votre tête, vous irez bien dans votre corps ! ". Pour elle, il était clair que mes douleurs étaient psychosomatiques et c'est ce que je croyais également. Effectivement, dans les mois qui suivirent, je me sentais nettement mieux psychologiquement, mais en ce qui concernait les douleurs, rien n'avait changé. C'était même pire.
L'attitude de ma psychothérapeute a radicalement changé quand elle a eu un nouveau patient également atteint de cette maladie depuis plusieurs années. Ses théories ont été bouleversées, sa manière de me regarder, de me parler et de m'écouter a changé, bref, toute la prise en charge s'est totalement modifiée. Elle ne désespère cependant pas de trouver un traitement et s'informe auprès de ses confrères sur l'existence d'un éventuel médicament. Les consultations sont passées d'une visite par semaine à une visite tous les trois ou quatre mois.

Quand les douleurs sont-elles apparues ?

En avril 2002. Cela a commencé par une petite douleur aiguë et lancinante dans l'articulation de l'épaule, qui se déclenchait à chaque mouvement du bras et qui ressemblait à une tendinite. Après environ quatre mois, ce furent les deux épaules, la nuque et au fil des mois, c'est tout le corps, à l'exception du milieu et du bas du dos, qui me faisait souffrir.

Pouvez-vous décrire ces douleurs ?

Il est très difficile de décrire ces douleurs, car en ce qui me concerne, il en existe différentes. Je vais essayer de les " imager " le mieux possible. Vingt-quatre heures sur 24 h, l'ensemble du corps semble courbaturé et parcouru par des fourmillements, comme si j'avais trop forcé dans un sport le jour précédent ou que l'on m'avait donné des coups. Les fourmillements ressemblent à ce que nous appelons, chez nous en Suisse, la " débattue " (quand il fait très froid et que le corps se réchauffe rapidement).

Que ce soit en mouvement ou au repos, c'est comme si des milliers de petites aiguilles s'enfonçaient dans les muscles et/ou que l'on me les déchirait. Il arrive souvent que les aiguilles ressemblent plutôt à des couteaux. De violentes " décharges électriques " se produisent lorsque je fais un mouvement mal contrôlé qui me fait perdre l'équilibre si cela se produit dans une jambe, ou me fait lâcher ce que je tiens dans la main.

Le matin, mon corps semble peser une tonne et être passé sous un rouleau compresseur.

J'ai souvent une sensation de froid " qui me glace les os ", sans raison apparente. Le paradoxe est que j'ai l'impression que mon corps est en feu (comme si j'avais de gros coups de soleil). J'ai également développé une hypersensibilité au toucher. Le fait de me donner une petite tape amicale ou d'exercer une pression soutenue revient au même que de me donner un coup ou m'écraser le muscle. L'hiver, avoir à

mettre " plusieurs couches " de vêtements provoque également des douleurs. Il m'arrive souvent de sentir des crampes dans les bras et dans les jambes.
Toutes ces douleurs décrites se mélangent parfois et mettent en échec les tentatives de me déplacer ou de me reposer.

Les douleurs sont-elles plus intenses à certaines périodes ?

Oui, j'ai remarqué que le froid me rendait plus sensible aux douleurs. Si les grosses chaleurs n'influent que peu sur la douleur elle-même, elles accentuent cependant l'impression de lourdeur, de courbatures, de brûlures et de fatigue. De la fatigue découle une difficulté à gérer les douleurs et donc à les supporter. C'est un cercle vicieux.
J'ai été opéré du dos pour des hernies discales, ainsi que des genoux, et lors des changements de temps (pluie), des douleurs supplémentaires apparaissent à ces endroits. Durant ces périodes, il m'arrive de devoir rester alité pendant deux ou trois jours.

Depuis que vous en souffrez, votre maladie a-t-elle évolué ?

Oui, elle a évolué. Partant d'une petite douleur à l'épaule en 2002, c'est aujourd'hui la presque totalité du corps qui me fait souffrir. Les douleurs ont encore augmenté en intensité. Les troubles de la parole et de la concentration se sont accentués. Il en découle une grande fatigue (et donc beaucoup de repos), une hypersensibilité au toucher, de grandes difficultés à faire les tâches les plus banales et courantes du quotidien. Depuis quelques mois, je ressens une gêne dans certaines articulations, mais pour l'instant, rien d'alarmant.

Quels traitements avez-vous suivis ?

J'ai eu des antidépresseurs, des neuroleptiques, des anxiolytiques, des opiacés, des antalgiques, des anti-inflammatoires, des anti-rhumatismaux, des myorelaxants et, depuis plus d'une année, je prends également des remèdes pour prévenir des gastro-entérites et l'acidité de l'estomac.
J'ai essayé de fumer du cannabis (eh oui ! la première fois à 39 ans) et un produit dérivé, mais cela ne m'a pas convenu.
Durant les deux premières années, j'ai eu énormément de médicaments, mais leurs effets sur mes douleurs étaient minimes, voir inexistants. De plus, j'étais continuellement dans un état second et nauséeux. Suite à toutes ces prises médicamenteuses, j'ai fait une overdose. J'ai donc pris la décision, en accord avec les médecins, de ne plus suivre de traitements spécifiques (pour l'instant.) afin de garder ma lucidité.
J'ai fait de la physiothérapie en salle et en piscine, consulté des voyants, des médiums, des rebouteux, essayé une approche par les couleurs, le son, les Fleurs du Dr Bach*, etc. Mais ce qui m'a le plus aidé, ce sont les méthodes de relaxation, une prise de conscience de mon corps et de mon esprit sur ce que je vivais. Pendant près d'une année et demie, j'ai suivi des séances " d'eutonie ", mélange de reiki*, d'auto-hypnose et de travail sur les énergies. Cela me permet d'avoir un mental souvent fort et positif, malgré ce que mon corps me fait subir.

---

* Les Fleurs du Dr Bach : il s'agit d'un élixir de fleurs agissant sur l'émotionnel (maux de l'âme, émotions). Ce remède, non remboursé, peut être utilisé en homéopathie.

* Le reiki est une discipline reposant sur la rencontre de deux énergies, le rei, énergie vitale universelle maintenant toutes les choses entre elles, et le ki, énergie qui maintient notre corps physique. Elle a pour fin de procurer une nouvelle dimension à notre capacité de réagir dans le monde.

Quel est votre traitement actuel ?

Actuellement, je n'ai pas de traitement précis. Cependant, dès que je suis trop fatigué et que je n'ai plus l'énergie de supporter les douleurs, je prends simultanément un myorelaxant et un anxiolytique, ce qui me permet de me détendre un peu. Je prends aussi du magnésium pour limiter les crampes. Selon les besoins, je prends des remèdes pour limiter l'acidité de l'estomac. J'essaie aussi de trouver une solution par le biais de l'homéopathie, mais cela ne donne aucun résultat pour l'instant.

Je fais tous les jours des exercices de relaxation, cela m'aide à canaliser mon énergie et à " positiver " ma situation.

Que faites-vous pour aller mieux, en plus ?

Je pense avoir déjà répondu sur les bienfaits de " l'eutonie " et du repos que je pratique quotidiennement. De plus, je fais des exercices pour le bon fonctionnement des articulations et je marche tous les jours entre quinze et trente minutes.

Je regarde beaucoup de films (DVD ou à la télé), ce qui me permet de passer le temps et de m'évader un moment lorsque j'ai trop de douleurs.

Votre maladie vous déprime-t-elle ? Vous met-elle en colère ?

Comme je le dis souvent, la fibromyalgie m'a pris ma santé, mon travail, mes loisirs, ma virilité et mon couple. Alors, oui ! Il m'arrive d'être en colère pour tout ça. Cela me rend triste et frustré. J'essaie pourtant de profiter de toutes les petites choses qui me sont encore accessibles et possibles de faire. Je reste malgré tout positif et (je l'espère) dynamique.

Au travers de toutes ces épreuves et ces douleurs, je ne me décourage pas et je trouve la force de continuer à vivre quoi qu'il arrive.

Parlez-vous de votre fibromyalgie autour de vous ?

Oui, j'en parle. D'une part pour expliquer ce qu'est cette maladie et, de l'autre, pour répondre aux questions que l'on me pose à ce sujet. Il m'arrive aussi, suivant le type de soirées et les personnes avec qui je suis, de ne pas vouloir en parler. Je préfère discuter de tout autre chose, ce qui est pour moi plus enrichissant.

Toutes les personnes proches de moi savent ce que j'ai et, en général, ce que je vis. Alors, dans certaines circonstances, je ne parle même pas de la maladie ; cela ne regarde que moi et pas forcément les personnes qui m'entourent. Si quelqu'un me demande pourquoi je boite ou autre chose, je réponds que j'ai des petits soucis de santé ou que j'ai mal au dos (cela reste plausible, car j'ai été opéré de hernies discales) sans autres explications. Cela me paraît suffisant.

Êtes-vous membre d'une association de malades ?

Oui, je suis membre de l'Association suisse des fibromyalgiques et je participe à des réunions de groupe tous les mois.

Quel est l'impact de cette fibromyalgie sur votre vie privée ?

Catastrophique ! serais-je tenté de dire et pourtant... Il est vrai que l'arrivée de cette maladie a fortement ébranlé mon couple. Nous étions (nous le sommes encore) très fusionnels et avions l'habitude de tout faire à deux. En juillet 2005, après quatorze ans de mariage, nous avons cependant décidé de faire une pause afin de prendre du recul sur notre situation. Ma femme ne supportait plus de me voir souffrir et de se sentir impuissante. Nous ressentions une culpabilité l'un envers l'autre : elle d'être en bonne santé et moi d'être malade. Plus la maladie évoluait, plus nous subissions des décalages et des frustrations dans tout ce que nous faisions. Je devais annuler ou repousser des invitations, des sorties et autres week-ends quand je ne me sentais vraiment pas bien. Je devais me reposer de plus en plus souvent, laissant mon épouse faire les choses seule. Notre vie amoureuse et intime avait perdu de sa spontanéité car les douleurs freinaient tous contacts et plaisirs physiques.

Depuis près de huit ans, nous essayions d'avoir un enfant et étions en cours de traitement. Je pense que nous avions toutes nos chances d'agrandir enfin la famille. Je me persuadais que je pourrais assumer l'arrivée d'un bébé et qu'avec de la volonté et de l'amour, tout était possible. Ma femme, de son côté, avait des craintes et des appréhensions sur mes capacités, non pas à être père mais à m'occuper d'un nouveau-né dans mon état. Même s'il m'est toujours difficile de l'admettre aujourd'hui, je n'ai effectivement plus les capacités physiques pour une telle responsabilité. Nous avons donc mis un terme à ce projet qui nous tenait vraiment à cœur.

Le fait que je sois continuellement à la maison n'arrangeait en rien la situation. Toute personne a besoin d'avoir son espace et ses moments d'intimité. Mais j'étais tout le temps présent et les rares fois où j'étais absent ne suffisaient pas. Mon épouse a essayé de compenser par du sport, des sorties avec des amies et des collègues, mais rien n'y faisait.

Nous avons alors pris la décision de nous séparer. Tôt ou tard, notre relation aurait probablement tourné en conflit et nous nous serions séparés en mauvais termes.
Aujourd'hui, j'avoue trouver cette décision comme " la plus raisonnable ". Je ne me sens plus le " boulet " de quelqu'un et j'organise ma journée en fonction de mon état. Mon épouse essaie de trouver un nouvel équilibre tout en continuant d'avoir une relation privilégiée avec moi.
Le revers de la médaille est que je me sens encore plus seul face à cette épreuve, même si nous nous voyons très souvent.

Quel a été l'impact de la maladie sur votre vie professionnelle ?
Travailler dans le secteur de la prise en charge des jeunes et des familles me convenait pleinement. J'y prenais plaisir et y trouvais une satisfaction professionnelle et personnelle. Je me donnais à fond, mais le manque de personnel, une surcharge de travail et un service désorganisé, m'ont vite épuisé. Comme plusieurs de mes collègues, j'ai " pété les plombs ". Rapidement, le service a été réorganisé, du personnel engagé et j'ai repris le travail quelques mois plus tard avec autant de plaisir.
Une année et demie s'était écoulée et j'étais fier d'avoir traversé cette " tempête " professionnelle et m'en être bien sorti. Mais, à la fin de 2001, je me sentais de plus en plus fatigué. J'avais du mal à me concentrer et prenais du retard dans mon travail. Je craignais une nouvelle dépression, mais je ne ressentais pas les mêmes symptômes. En janvier 2002, j'ai accepté un arrêt de travail pour me reposer. Mais, malgré les antidépresseurs et les anxiolytiques, je ne me sentais pas mieux et j'avais toujours le sentiment que cette

fatigue n'avait rien à voir avec la dépression que j'avais connue. À l'arrivée des premières douleurs (en avril 2002), j'ai dû prolonger mon arrêt de travail.
Au vu de l'évolution de la maladie, j'ai reçu mon congé définitif après une année d'absence (janvier 2003). Une demande à l'Assurance Invalidité (AI) a été faite et acceptée. Je n'ai donc plus travaillé depuis maintenant quatre ans et cela me manque énormément. J'ai l'impression de n'avoir pas pu achever un travail qui me tenait à cœur. Je culpabilise de n'avoir pu dire " au revoir " aux familles dont j'avais la charge. Mes collègues n'ont jamais pris de mes nouvelles, ni mes responsables d'ailleurs. Leur seul souci fut de me remplacer.

Comment la maladie a-t-elle chahuté votre quotidien ?

Je dois continuellement tenir compte de mon état de santé avant de concrétiser mes projets. De manière plus pratique, j'ai des difficultés pour me laver, me doucher, me raser, m'habiller, couper certains aliments, lever les bras, marcher, faire les commissions, conduire, et la liste est longue. Comme chaque " problème " a sa solution, j'essaye de trouver des petites astuces pour me faciliter la vie, mais ce n'est pas toujours si simple, alors, je prends beaucoup de temps pour faire les choses.
J'ai aussi besoin d'une aide pour le ménage et certains de mes déplacements. Je commande le gros des commissions par Internet avec livraison à domicile. Si je ne peux pas conduire pour me rendre à des invitations, ce sont mes amis ou ma famille qui s'occupe de mes déplacements.

Votre maladie vous prive-t-elle d'activités que vous aimiez ?

Toutes ces douleurs m'épuisent et m'obligent à me reposer plus de la moitié de mon temps. Cela provoque des troubles de la parole, des troubles de l'attention, des pertes de mémoires et, depuis deux ans, des problèmes gastriques. Alors que faire dans ces conditions-là ?

Avant, j'allais à des séances de remise en forme et je faisais de la danse avec mon épouse ; aujourd'hui, cela n'est plus possible. Mes sorties sont rares et, quand je participe à une soirée, je le paye cher pendant et après.

Actuellement, j'essaye de donner un sens à ma vie et de me projeter dans des désirs de voyages et de faire partager mes compétences dans divers domaines (informatique, comptabilité). Je me constitue également une DVD-thèque et en fais profiter mon entourage. Malgré cette maladie invalidante, je me sens toujours utile et cela me motive encore plus.

Vous sentez-vous compris par votre entourage ?

Au début de ma maladie, non. Pour mes parents, mon frère et mes amis (et même pour moi), il s'agissait d'un problème psychologique.

Avec l'arrivée des douleurs et surtout avec le diagnostic du syndrome de la fibromyalgie, cela a quelque peu changé. Afin de mieux expliquer ce qu'est cette maladie à mon entourage, je me suis documenté et j'ai constitué un dossier. Je l'ai montré à mon entourage.

Dans un premier temps, beaucoup restaient convaincus que c'était psychosomatique. Aujourd'hui, il y a des émissions télévisées, des articles dans les journaux, des livres, des conférences, qui parlent de cette " nouvelle " maladie. Dans l'entourage de ma famille et de mes amis, on découvre que d'autres personnes en souffrent également à différents degrés. De ce fait, il y a une meilleure compréhension de ce que je vis.

Comment vous êtes-vous documenté sur votre maladie ?
Je me suis documenté en parcourant les sites et forums sur Internet et j'ai lu des articles de témoignages par le biais de l'association.

Estimez-vous que les médecins vous ont bien informé ?
Je pense qu'il est difficile pour les médecins d'expliquer ce qu'est la fibromyalgie, car c'est un ensemble de symptômes qui peuvent se rattacher à plusieurs maladies, et non une affection à elle seule. Qui plus est, l'origine reste encore inconnue à ce jour. N'oublions pas que, pour une partie du corps médical, il s'agit avant tout de problèmes psychosomatiques ! J'ai eu de la chance que mon médecin traitant ne fasse pas partie de cette catégorie !
Des explications basiques m'ont été transmises, cependant le gros de l'information m'a été fourni par les documents de l'Association suisse des fibromyalgiques et par Internet.
Ce qui est le plus effrayant, aujourd'hui, c'est qu'aucun médecin n'est en mesure de me donner un pronostic quant à l'évolution de ma maladie dans les années à venir. Je me retrouve donc seul face à toutes ces incertitudes par rapport à mes capacités physiques et intellectuelles. Jusqu'où la maladie va-t-elle me handicaper ?

Vous sentez-vous seul à cause de la maladie ?

J'ai vécu une période de repli sur moi-même durant les deux premières années de la maladie. Je pense que je me suis laissé submerger par les doutes, les craintes, la colère et la culpabilité sur ce qui m'arrivait. Les douleurs n'étaient peut-être qu'un prétexte pour me fermer au monde qui m'entourait. Je suis convaincu que mon attitude dans cette épreuve influençait les réactions de mon entourage. Au début, je me plaignais souvent et je sentais une réticence des autres à venir vers moi. Tout tournait autour de la fibromyalgie et de ses conséquences. J'étais devenu la maladie.

À partir de 2004, j'ai évolué dans ma façon de penser et de vivre cette situation. Je n'étais plus la maladie, mais j'avais une maladie, non mortelle de surcroît. Ce qui n'a plus le même sens. Fini la culpabilité et la colère. Je n'avais plus rien à prouver, ni à moi ni aux autres. Je m'étais libéré d'un poids émotionnel.

Aujourd'hui, je ne ressens plus les choses de la même manière. Le départ de mon épouse m'a rendu plus solitaire, mais pas plus seul. Je suis effectivement seul face à la maladie et cela me déprime souvent, mais je sais que je peux compter sur ma femme, ma famille et mes amis en cas de besoin.

Cela dit, lorsque j'entends parler de certaines sorties, de vacances à l'étranger, de sports, de loisirs et de vie professionnelle auxquels je n'ai plus accès, là, oui, je me sens seul ! Mais cela ne dure qu'un petit moment.

Pensez-vous que votre " fibro " puisse être liée à un événement de votre vie ?
Honnêtement et sincèrement, non ! Même si la tendance est de dire que " rien n'arrive par hasard " et qu'avec mes antécédents médicaux, je serais plus exposé à ce type de maladie, ma réponse reste non !

Des membres de votre famille sont-ils atteints de fibromyalgie ?
Non, personne de mon entourage familial ne connaissait cette maladie avant. Dans la famille, c'est surtout le cancer qui fait des ravages.

Qu'est-ce qui vous stimule pour vivre et ne pas lâcher prise ?
Ce qui suit va peut-être paraître déplacé ou choquant, mais je l'assume. Depuis l'âge de quinze ans, je me suis toujours intéressé à la Seconde Guerre mondiale et, en 2004, je me sentis prêt à faire un pèlerinage qui me tenait à cœur : celui des camps de concentration.
L'objectif de ce voyage, en plus de sa valeur historique, était de me " trouver " dans ce que je vivais. Au fond de moi, je devais le faire. J'ai parcouru 4 600 kilomètres en six jours et visité une dizaine de camps. Me retrouver dans ces lieux de souffrance, m'a apporté une certitude : toutes ces victimes n'avaient pas choisi leur destin, mais moi, je le pouvais. Ce voyage m'a rendu plus humble et respectueux de la vie. Il a contribué à m'apporter la force de me battre, non pas contre, mais avec la maladie. J'ai également compris que j'étais maître de ma destinée et que si celle-ci était parsemée d'embûches, elle valait la peine d'être vécue.

Chacun vit la maladie avec ses propres moyens. Nous ne sommes pas tous égaux face à la douleur et notre vécu nous influence fortement dans la perception de la maladie. Nous nous sentons seul dans cette pénible épreuve et c'est vrai. Mais notre vie ne se restreint pas seulement à nous-mêmes et nous devons trouver la force de vivre différemment et de nous ouvrir aux autres.

☑ **VOTRE MESSAGE**

Je pense qu'il ne faut pas utiliser notre énergie pour prouver que nous sommes malades, mais montrer que nous existons encore.

De tout cœur, je souhaite bon courage aux autres fibromyalgiques : Ne baissez pas les bras !

La maladie fait peur, surtout quand elle touche un proche, car nous ne voulons pas que cela nous arrive. Je pense que c'est un sentiment normal. Cependant, ce qui me semble moins acceptable, c'est de voir le regard de l'autre changer face à la maladie et souvent porter un jugement. Quelle que soit la maladie, chacun a le droit au respect et à l'amour des autres. Ce n'est pas parce que nous ne sommes plus aptes physiquement et/ou psychologiquement à vivre " comme tout le monde " que nous devons être considérés comme différents. Malheureusement, " cela n'arrive pas qu'aux autres " !

Enfin, je suis reconnaissant envers mon épouse, ma famille et mes proches qui m'entourent de leur amour, leur affection, leur présence et leur soutien.

Martine, 51 ans, Fribourg (Suisse)
Aide-soignante

Votre fibromyalgie a-t-elle été longue à diagnostiquer ?

Ma fibromyalgie a été diagnostiquée en 1997, d'abord par mon médecin de famille, puis par un rhumatologue qui a confirmé le diagnostic. J'avais consulté plusieurs médecins pendant des années, avant ce diagnostic. Leur attitude était dubitative. Les uns parlaient de dépression, les autres d'exagération, voire de simulation.

Quand les premiers symptômes se sont-ils manifestés ?

Je ne peux situer l'année exacte. J'avais des douleurs diffuses dans tout le corps, parfois sourdes comme sous l'effet d'une grosse grippe, parfois aiguës selon les changements climatiques, les émotions négatives ou certaines activités physiques. Je les ressens toujours comme telles.

Quel est votre traitement ?

Mon traitement actuel consiste en un antidépresseur agissant également sur la douleur, et des médecines douces qui me laissent quelques moments de répit.

Y a-t-il d'autres fibromyalgiques dans votre famille ?
Dans ma famille, je suis la seule.

Votre fibromyalgie est-elle survenue après un événement particulier ?
Elle et son cortège de symptômes sont arrivés après la perte de plusieurs êtres très chers et ce, sur une courte période : mon père est décédé, un de mes neveux et ma belle-sœur, mon divorce a suivi peu de temps après.

Quel a été son impact sur votre vie quotidienne ?
J'ai perdu de mon autonomie : les tâches ménagères sont très difficiles à exécuter ; me déplacer dans certains lieux publics distants ne m'est plus possible ; j'ai aussi des problèmes d'endurance.
J'ai également perdu mon travail et il me faut lutter contre l'isolement social.

Êtes-vous déprimée ?
Il est presque inévitable que, dans un contexte de fibromyalgie, les personnes dépriment. Et je fais partie de celles-là. À d'autres moments, c'est la colère qui prédomine. Comment ne pas se révolter dans une telle situation ?

Parlez-vous de votre " fibro " autour de vous ?
En parler à son entourage proche est difficile. La famille a de la peine à comprendre et ne supporte pas les plaintes constantes. Aussi, il est préférable pour moi d'en parler dans le groupe d'entraide de l'association dont je fais partie

et dont j'ai pris la responsabilité. Cette fonction associative m'aide beaucoup, je me sens utile et je contribue à une certaine revalorisation de ma personne.

Votre fibromyalgie a-t-elle perturbé votre vie privée ?

Oui. L'impact sur ma privée a été tel, que notre couple s'est disloqué. Le renoncement à de nombreuses activités et l'incompréhension sont venus à bout de mon mariage.

Et votre vie sociale ?

Outre la perte de mon travail, qui fut un coup dur, j'ai peu à peu à perdu des amis. Dans le cercle amical, certaines personnes ont commencé à m'éviter et ainsi certaines amitiés se sont effilochées. Il m'a fallu me recréer un cercle d'amis.

Quelles sont les activités auxquelles vous avez dû renoncer ?

Je ne peux plus faire de sport, la marche devient difficile, mais je m'astreins malgré tout, tous les jours, à une promenade de vingt minutes pour ne pas perdre encore plus de mobilité.
Je n'arrive plus à suivre le rythme des autres : il me faut plus de temps, plus de plages de repos.

Comment vous êtes-vous documenté sur votre maladie ?

Pour la documentation, pas de problèmes : j'ai lu plusieurs livres traitant de la fibromyalgie, je reçois des informations de l'Association suisse des fibromyalgiques via son journal et via les rencontres.

Mon médecin actuel m'a bien expliqué ce syndrome et c'est lui qui me suit au rythme d'une consultation par mois dans les périodes " calmes " si je puis dire ainsi.

Avez-vous une " recette maison " pour éviter d'aller plus mal ?

Pour aller mieux, j'essaie de ne pas m'apitoyer sur mon sort, de mettre l'accent sur ce que je peux encore faire et qui me fait plaisir. Je m'occupe, entre autres, de mon groupe : conférences à organiser, bricolage, café-contact, sorties…

Quelles sont vos attentes face à la maladie ?

Ma première attente est la reconnaissance de ce syndrome comme maladie à part entière : reconnaissance par les médecins (il y a encore trop de fibrosceptiques !), reconnaissance par les assurances sociales (l'Assurance Invalidité notamment).

Ma deuxième attente est qu'on trouve à la fibromyalgie un traitement adéquat, ce qui suppose que l'on en trouve la cause.

Ma troisième attente, tout aussi importante, se situe dans la relation médecin-patient où l'écoute devrait avoir une grande part. Médecin et patient devraient être partenaires.

Quel est votre statut de malade ?

J'ai personnellement un statut de personne invalide, mais c'est parce que, en plus de la fibromyalgie, j'ai subi deux interventions au niveau des hanches pour des prothèses.

☑ **VOTRE MESSAGE**

Il est bon de continuer, dans le contexte actuel, à former des groupes d'entraide. Ils contribuent à s'unir pour pouvoir lutter plus efficacement à tous les niveaux (politique, social, humanitaire) en vue d'une reconnaissance de la maladie, d'une meilleure information sur la maladie et de favoriser la recherche sur le traitement.

Monique, 57 ans, Puy-de-Dôme
Fonctionnaire

Quand votre fibromyalgie a-t-elle été diagnostiquée ?
C'était en 1999, l'année de mes 50 ans, par mon médecin généraliste dont l'épouse était fibromyalgique. Ce médecin était un myothérapeute. Il m'avait été recommandé par une collègue parce que j'avais mal au dos : " Il remet toujours mes gamins d'aplomb après leurs matches de foot ", m'avait-elle expliqué.

Ce médecin vous a-t-il proposé des soins ?
Oui, il remettait les choses en place par le biais d'exercices respiratoires. Il me faisait respirer à fond, souffler. Je suis allée le voir plusieurs fois. C'est au bout d'un an qu'il me dit : " Je crois que vous avez une fibromyalgie. " J'ai demandé : " Qu'est-ce que c'est ? " Il m'a expliqué : " Nous savons que vous souffrez, mais nous ne savons pas vous guérir. "
Il m'a donné un traitement d'un mois d'antidépresseurs, qui a été sans effet. Puis, j'ai pris un anti-inflammatoire pendant un autre mois : là encore, aucun effet. J'allais voir ce médecin environ une fois par mois. Un jour, j'ai eu une grosse crise (j'avais mal de la tête aux pieds, surtout à la moitié gauche du corps) et, comme il se trouvait en

vacances à ce moment-là, c'est vers un médecin du Centre antidouleur du CHU de Clermont-Ferrand, que je me suis dirigée. Encore une fois, c'est un collègue qui m'avait recommandé ce docteur. Au retour de mon généraliste, je suis allée le voir et il m'a signé une lettre de recommandation pour ce médecin du CHU, parce que lui-même ne pouvait plus rien pour moi.

Comment avez-vous été accueillie, au Centre antidouleur ?

Très bien. J'ai eu droit à un protocole d'acupuncture pendant six mois. On me fit de la muxobustion : le thérapeute approchait de points stratégiques d'acupuncture, de gros cigares incandescents faits de feuilles d'armoise. Dès ma première séance, je me suis dit que c'était ma dernière chance et qu'il fallait que j'obtienne des résultats avant mes vacances. En sortant de cette séance, je me sentais légère comme un oiseau. Je suis rentrée chez moi et j'étais tellement bien que j'ai voulu aller marcher. J'aime la marche. J'ai des circuits de puy en puy. J'ai marché une heure. Au retour, j'ai eu mal, terriblement mal. Huit jours après, j'ai raconté à l'acupuncteur ma mésaventure et il me dit que je n'aurais jamais dû bouger après ma séance et il souligna qu'il l'avait pourtant assez répété !

La muxobustion a donc eu un effet positif ?

Oui, elle faisait disparaître la fatigue. Vous savez, avoir mal, c'est quelque chose ; mais, quand vous êtes fatiguée dès le matin, c'est un poids énorme. Avec la fatigue en moins, je me sentais vraiment allégée.

Par la suite, après le protocole, je suis allée consulter cet acupuncteur directement à son cabinet. Il m'y faisait de la muxobustion et utilisait aussi les aiguilles. L'acupuncture m'a bien convenu.

Avez-vous essayé d'autres choses pour aller mieux ?
Au Centre hospitalier, on avait mesuré l'acidité de mes urines : elle était trop élevée. J'ai suivi un régime draconien pendant deux mois : pas d'oranges, peu de viande rouge, pas de laitages, etc. Quand j'ai atteint une neutralité de pH, je me sentais physiquement beaucoup mieux. Mais je suis allée à un repas et j'ai mangé ce qu'il ne fallait pas, alors la douleur est revenue. À partir de là, j'ai fait plus attention ! J'ai supprimé le sucre blanc. Je mange beaucoup de poisson. J'évite les produits laitiers de vache. C'est amusant, mais bien avant qu'on me dise que les laitages devaient être prohibés, une vieille fermière que je connaissais m'avait raconté : " On m'a toujours dit que les produits laitiers de gros animaux étaient moins bons que ceux des petits animaux. " J'ai prêté attention à cela : c'est vrai, manger des fromages de chèvre ou de brebis plutôt que des fromages de vache semble très bien convenir à mon corps.

J'ai fait de la gymnastique douce dans un petit groupe, avec un kinésithérapeute. Au début, en 1999, j'en avais les larmes aux yeux tellement je souffrais. J'ai arrêté, mais je vais reprendre avec l'Association de gymnastique douce qui a de nombreux petits clubs dans les campagnes. Je garde aussi un œil sur la Fédération française d'éducation physique et de gymnastique volontaire (FFEPGV), qui a des réseaux dans toute la France et qui a l'intention de former des gens qui soient spécialisés dans la fibromyalgie.

Et je fais de la marche. Un jour, un docteur m'a demandé comment j'arrivais à faire de la marche. J'ai demandé à mon tour si je risquais ainsi de m'abîmer les muscles. La réponse fut : Non. Alors, j'ai expliqué que, si mes muscles ne risquaient rien, le reste-j'entends, la douleur- me regardait ! On m'a dit, à l'hôpital, que 80 % de ma guérison m'appartenait. Et, croyez-moi, j'ai énormément de volonté !

Vous ne prenez vraiment aucun médicament ?

Quand j'ai vraiment mal et qu'il me faut absolument être sur pied, j'avale deux comprimés d'un médicament morphinique, et je peux en reprendre deux autres quatre heures plus tard. Mais je ne me drogue pas. Je ne prends ce médicament que lorsque je ne peux pas faire autrement. Je vais partir prochainement faire à pied les calanques de Cassis avec une association, eh bien, j'emporterai les cachets, " au cas où ".

Avec ma maladie, je sais exactement quand il est nécessaire que je me repose. Je me connais bien mieux que lorsque j'étais plus jeune ! Le repos fait donc aussi partie du traitement.

Une fois, un médecin consulté parce que je ne me sentais vraiment pas bien, m'a prescrit un médicament antiépileptique. Le soir, c'était comme si je m'étais droguée ! Mon frère m'a ordonné d'aller voir quelqu'un d'autre : ce nouveau médecin m'a expliqué qu'on pouvait utiliser cet antiépileptique, mais seulement lorsqu'on en avait un réel besoin et à très faible dose. J'en ai pris, au temps où j'allais au CHU : trois gouttes le soir afin de m'endormir. Ensuite, j'ai demandé à ce qu'on me donne quelque chose de plus léger.

Ressentiez-vous cette fatigue, ces douleurs, dans votre jeunesse ?

Non, même si j'étais la plus frêle de la famille, étant née petite avec une petite ossature. Elles sont apparues après un accident de voiture sur l'autoroute – j'étais assise à l'arrière. J'avais mal aux cervicales ; les membres et le bas du dos étaient pris par la douleur. Je me sentais toute raide. Mon chef d'établissement m'a conseillé de consulter un chiropracteur à Auxerre. J'y suis allée deux fois et il m'a soulagée, mais les douleurs sont revenues. Il faut dire aussi que je ne suis pas très raisonnable et que j'ai toujours été ainsi. À l'époque, je faisais la route Loiret (où je travaillais)-Auvergne pour aider mes parents qui se construisaient une maison.

Pouvez-vous décrire ces douleurs ?

Je les ressens surtout au niveau du bassin. Il arrive que je sente comme des brûlures aux deux hanches et dans le bas du dos. J'ai mal dans tout le corps, mais le côté gauche semble toujours plus faible que le droit. Je me révolte, d'ailleurs, quand je sens que la douleur commence à passer à droite ! Car je compte sur mon côté droit ! Il m'est arrivé de ne pas pouvoir bouger mon bras gauche : c'est avec le bras droit et la main droite que j'amenais le bras meurtri sur ma table de bureau !

En 1999, je ne pouvais même pas supporter le drap du dessus, tant j'avais mal ! Par moments encore, je ne supporte plus mon soutien-gorge. Dans ce cas-là, je le dégrafe et je porte des vêtements larges.

Êtes-vous démoralisée ?

Non. Quand mon bras gauche est invalidé, c'est démoralisant, bien sûr. Mais on m'a dit souvent que j'avais le moral costaud, et je crois que c'est vrai. J'ai des moments de découragement, mais de moins en moins. Je fais partie d'une association de malades fibromyalgiques ; elle m'apporte beaucoup et je vais mieux.

Je sais que je ne suis pas guérie, mais j'arrive à vivre sans médicament. Je fais une marche à pied de 15 km tous les dimanches ! La douleur est toujours là pour me dire de faire attention, car j'ai tendance à faire des excès, je me démène trop, physiquement. Je ne me considère pas comme malade. J'ai un handicap, mais pas de microbe ! Je suis une fille de famille nombreuse et d'artisan : j'ai donc été élevée dans une famille qui avait peu de moyens et où les enfants devaient aider. Je suis toujours allée de l'avant, sans me plaindre. Je ne suis pas de celles qui restent inactives et ne font que se plaindre ! Dans ma famille, il fallait prendre le mors aux dents !

Parlez-vous volontiers de votre fibromyalgie ?

À mon travail actuel, oui, je suis arrivée à dire à mes collègues ce dont je souffrais. Je les ai aussi prévenus : il y a des moments où il ne faut pas me toucher, et surtout pas me donner de tape dans le dos, même amicale !

Votre famille vous comprend-elle ?

Je ne suis pas mariée. J'ai eu un ami qui comprenait. Il respectait mon mal. Il m'accompagnait au Centre antidouleur. Il souffrait lui-même d'un cancer.

Mes parents sont décédés. Mais je peux dire que ma mère

ne me comprenait pas. Elle me faisait faire plein de choses, beaucoup trop. Parfois, je lui disais que j'avais vraiment besoin de me reposer... Elle m'a peut-être un peu comprise quand elle s'est retrouvée, à la fin de sa vie, fatiguée. Moi, je lui disais : " Tu vois, tu es fatiguée, mais tu n'as pas mal ! " J'ai un frère qui me comprend parce que, s'étant occupé du Téléthon, il est sensible aux maux des gens. Mais j'essaie de montrer que je ne suis pas malade. Je parle rarement de ma " fibro " avec lui, parce que je suis d'une famille où il ne faut pas parler de maladie !
J'ai des amis qui comprennent, mais je leur parle peu de ma fibromyalgie. Je ne peux pas passer mon temps à me plaindre.

La maladie a-t-elle provoqué des tracas professionnels ?
Pas vraiment. Au moment des plus grandes crises, ma chef de service comprenait et faisait tout pour m'aider. Mais il est vrai qu'il est difficile de réfléchir, de penser à son travail, quand on a la tête comme une pastèque !
Mon travail me permet d'avoir quelques soucis musculaires. Si j'avais eu une autre profession, par exemple si j'avais travaillé en milieu hospitalier, les choses auraient été différentes. J'aurais sans doute dû quitter mon métier : imaginez ce que c'est de soulever le corps d'un malade, par exemple, quand on est " fibro " ! Je sais qu'en tant que fonctionnaire, j'ai des avantages...

Avez-vous cherché à vous documenter seule ?
Les médecins m'ont dit le strict minimum sur ma " fibro ", mais l'association a pallié ce manque d'information. Des

livres m'ont été conseillés, j'en ai lu deux. Mais je crois qu'il ne faut pas trop lire de livres comme ça.

À chaque fois que j'entends parler d'un médicament " qui va sortir pour les fibromyalgiques ", je m'y intéresse. Mais il s'agit souvent d'antidépresseurs, alors ça me fait rire, car ce n'est pas une molécule adaptée à la " fibro ".

☑ **VOTRE MESSAGE**

Carpe diem ! Il faut vivre sa vie, aller de l'avant ! Il ne faut pas s'arrêter sur le moindre " bobo ", pas se regarder le nombril car ça ne sert à rien. Il faut apprendre à vivre et en profiter. Il ne faut pas devenir, être sa maladie.

Je ne voudrais pas qu'il y ait du pessimisme dans le cœur des fibromyalgiques ! Quand on n'a que cette " fibro ", aucune autre maladie, il ne faut pas s'en faire. L'essentiel de la guérison provient du malade. Personnellement, je marche, même si j'ai un peu mal et si la douleur augmente un peu pendant la marche. Finalement, quand je reviens chez moi, je n'ai pas plus mal qu'au départ !

Fiche pratique

La Journée internationale de la fibromyalgie, c'est le 12 mai.

LES ASSOCIATIONS

Elles sont nombreuses en France. Certaines sont indépendantes, d'autres se sont regroupées. Parmi les premières, un exemple breton :

❐ L'Union des Fibromyalgiques et Douloureux Chroniques du Morbihan (U.F.D.C.M.)

C'est une association départementale créée par des malades, au service des malades. Elle rassemble des personnes atteintes de fibromyalgie ou souffrant de douleurs chroniques non malignes. Elle a pour vocation de les aider en établissant des liens avec les institutions (Sécurité sociale, Maisons des personnes handicapées...), avec des organismes et des associations aux objectifs analogues, en mettant en place des programmes de " mieux être " pour les malades (sophrologie, gymnastique douce, conseils en nutrition, séances de piscines d'eau de mer), en leur fournissant de la documentation, en organisant des conférences, des groupes de parole, et en assurant une écoute téléphonique. Cette association adresse à ses adhérents une lettre accompagnée de documents (articles publiés, etc.). Elle informe aussi le corps médical par le biais de cette recherche documentaire.

38 rue Lancelot du Lac
56000 Vannes
Tél./fax : 02.97.47.13.84.
Site Internet : **www.fibromyalgie-morbihan.com**

❐ Centre National des Associations de Fibromyalgiques (CeNAF)

Le plus important regroupement d'associations de fibromyalgiques en France est **le Centre national des associations de fibromyalgiques (CeNAF)**. Il réunit plus de 3 500 personnes (chiffre de septembre 2005). Il travaille à une meilleure représentation des fibromyalgiques auprès des pouvoirs publics. Il crée des liens avec les organismes sociaux afin d'améliorer la prise en charge des malades, tisse des contacts avec les services hospitaliers, les organismes de recherche, diffuse des informations auprès du corps médical, organise et participe à des congrès nationaux et internationaux. Chaque association publie, en fonction de ses moyens, un journal ou un bulletin.
1 impasse de Brillat
39270 Orgelet
Tél./fax : 03.84.35.53.42.
Site Internet : **www.cenaf.org**

Les associations qui lui sont affiliées sont :

❐ Association des fibromyalgiques d'Alsace (A.F.A.)

8 rue du Château
68740 Nambsheim
Contact : **afalsace@cegetel.net**
Site Internet : **www.a.f.a.chez.tiscali.fr**

Cette association créée en octobre 1998 a participé à la création du CeNAF en 2002. Elle organise six rencontres d'information dans l'année, dans les trois départements qu'elle couvre (Bas-Rhin, Haut-Rhin et Territoire de Belfort), et une conférence annuelle avec des intervenants des services hospitaliers. Les comptes rendus de ces interventions figurent dans le journal bisannuel de l'association.

❒ **Association des fibromyalgiques d'Auvergne (A.F.Au.)**

19 place de la Résistance
63800 Cournon
Tél. : **04.73.77.13.92.**
Contact : **fibromyalgiques.auvergne@wanadoo.fr**

L'AFAu organise, avec le Centre antidouleur du CHU de Clermont-Ferrand, un congrès national à Clermont-Ferrand, le 16 juin 2007, avec pour thème : " La fibromyalgie : peut-on se passer de médicaments ? " On y parlera de la place des techniques alternatives de prise en charge de la maladie.

❒ **Association des fibromyalgiques de Bretagne (A.F.B.)**

5 rue de Lisbonne, Porte 2
22000 Saint-Brieuc
Tél. : 02.96.74.67.30.
Contact : **assofibrobretagne@yahoo.fr**

- **Association des fibromyalgiques de Bourgogne-Franche Comté (A.F.B.F.C.)**
  1 impasse de Brillat
  39270 Orgelet
  Tél./fax : 03.84.35.53.42.
  Contact : **afbfc.cenaf@wanadoo.fr**

- **Association des fibromyalgiques du Centre (A.F.C.)**
  94 rue Charlet
  18000 Bourges
  Tél./fax : **02.48.65.81.40.**

- **Association des fibromyalgiques Midi-Pyrénées Languedoc-Roussillon (A.F.M.P.L.R.)**
  2 rue Malbec
  B.P. 4731
  31007 Toulouse CEDEX 06
  Site Internet : **www.afmplr.fr**

- **Association des fibromyalgiques de Picardie (A.F.Pic.)**
  126 rue de la République
  60880 Jaux
  Tél. : **03.44.78.85.67.**

- **Association des fibromyalgiques des Pays de Loire (A.F.P.L.)**
  5 rue du Luxembourg
  44000 Nantes
  Tél. : 02.40.89.48.21.
  Contact : **luce.guilb.afpl@wanadoo.fr**

- **Association des fibromyalgiques de Sud Aquitaine (A.F.S.A.)**
  6-8 avenue Robert Schuman
  64000 Pau
  Contact : voir le site Internet du CeNAF.

- **Union des fibromyalgiques de la Gironde (U.F.G.)**
  55 rue du Mirail
  33000 Bordeaux
  Tél. : 05.56.94.33.60.
  Contact : **u-f-g@wanadoo.fr**

- **Union des fibromyalgies et fatigues chroniques de Lorraine et des Ardennes (U.F.L.A.)**
  14 rue du Cheval Blanc
  54000 Nancy
  Contact : **ufla@club-internet.fr**
  Site Internet : **www.ufla.org**

- **Vivre avec la fibromyalgie et le syndrome d'épuisement chronique (Nord-Pas-de-Calais)**
  77 rue de Soubise
  59640 Dunkerque
  Tél. : 03.28.61.93.37.
  Contact : **vivreavecfibro@yahoo.fr**

En Europe et dans le monde, les associations de personnes fibromyalgiques sont nombreuses. Citons, pour les pays francophones :

❒ Association suisse des fibromyalgiques

Route de Treyvaux 2
Case postale 68
CH-1732 Arconciel
Contact : **info@fibromyalgie.ch**
Site Internet : **www.fibromyalgie.ch**

Cette association, qui compte plus de 2 200 membres en Suisse, fonctionne, entre autres, avec trois coordinateurs responsables de trois régions linguistiques : Suisse romande (français), Suisse alémanique (allemand), Suisse italienne (italien). Elle publie une revue trilingue, en français, allemand et italien, dont le titre est son adresse courriel. Sa coordinatrice pour la Suisse romande est Marie-Claude Béguelin (Route du Château 41, CH-2520 La Neuveville).

En Suisse, où la fibromyalgie n'est pas reconnue à ce jour comme une entité donnant droit à une rente d'invalidité, existent des assurances privées onéreuses et une Assurance Invalidité (AI) fédérale. Cette dernière ne délivre pas de rente invalidité pour leur fibromyalgie aux fibromyalgiques en incapacité de travail : ils peuvent obtenir une demi-rente par une reconnaissance d'invalidité à 50 %, à condition qu'une comorbidité soit présente à côté de la fibromyalgie : une dépression grave, un handicap reconnu... La situation est similaire à celle que nous connaissons en France.

❒ **Association de la fibromyalgie région Ile-de-Montréal (AFiM)**

Cette association canadienne est en contact avec l'AFMPLR française.

Site Internet : **www.afim.qc.ca**

❒ **FM-SFC Canada Compassion en action**

Cette association (Fibromyalgie-Syndrome de fatigue chronique) a, parmi ses vocations, de mener des campagnes de sensibilisation auprès de la presse, des médecins, des gouvernements et des Canadiens.

Site Internet : **www.fm-cfs.ca**

Il est également possible de s'informer au sujet de la fibromyalgie sur d'autres sites que ceux des associations de malades, par exemple sur celui de l'Observatoire du mouvement (www.observatoire-du-mouvement.com).

Il regroupe des associations de malades et médecins de plusieurs pays. Ses membres paient une cotisation pour adhérer. Son siège social se trouve à Dublin, en République d'Irlande.

Contact : **ibedublin@ilcom.net**

Site Internet : **http://www.ibe-epilepsy.org**

DES CENTRES DE CONSULTATION

Les personnes souffrant de douleurs et de fatigue inexpliquées sont généralement très bien accueillies (c'est-à-dire sans être soupçonnées d'imaginer leurs maux) dans les Centres anti-douleur des hôpitaux qui en sont pourvus. Elles peuvent aussi obtenir une écoute attentive de la part de médecins rhumatologues à l'hôpital ou en cabinet privé.

DES CENTRES DE CURES

À Morsbronn-les-Bains

L'établissement de cure thermale de Morsbronn-les-Bains a été le premier à proposer une prise en charge adaptée à la fibromyalgie (relaxation, gymnastique douce, aquagym, kinésithérapie...). Il organise aussi des conférences avec des médecins qui viennent expliquer la " maladie ".

12 route de Haguenau
67360 Morbronn-les-Bains
Tél. : **03.88.09.84.98.**

À Lamalou-les-Bains

Ce centre de la Chaîne thermale du Soleil propose depuis 2006 des soins adaptés aux personnes fibromyalgiques.

Avenue Clemenceau
34240 Lamalou-les-Bains
Tél. : **08.25.82.50.07.**

Achevé d'imprimer en décembre 2007
sur les presses de la Nouvelle Imprimerie Laballery
58500 Clamecy
Dépôt légal : décembre 2007
Numéro d'impression : 711136

Imprimé en France